AF174817

ENFERMEDADES ALÉRGICAS

Serie: Medicina
Manuales y Textos Universitarios, nº 67

VEGA GUTIÉRREZ, José María

Enfermedades alérgicas / José María Vega Gutiérrez. –
Valladolid: Ediciones Universidad de Valladolid, 2025

90 p. ; 30 cm. - (Manuales y textos universitarios.
Medicina; 67)
ISBN 978-84-1320-376-8

1. Alergia 2. Enfermedades inmunológicas 3. Alergia
alimentaria 4. Alergia a los medicamentos I. Vega
Gutiérrez, José María, aut. II. Universidad de
Valladolid, ed. III. Serie

616-092.19

José María Vega Gutiérrez

ENFERMEDADES ALÉRGICAS

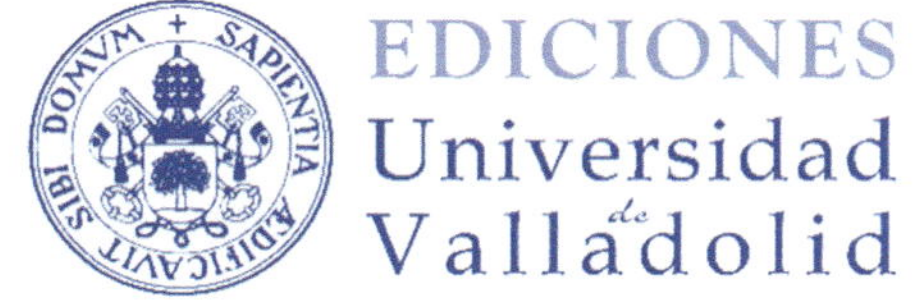

EDICIONES
Universidad de Valladolid

© José María Vega Gutiérrez, Valladolid, 2025
Ediciones Universidad de Valladolid

Diseño de cubierta: Ediciones Universidad de Valladolid

ISBN: 978-84-1320-376-8
Depósito Legal: VA-635-2025

Maquetación: El autor
Preimpresión: Ediciones Universidad de Valladolid
Imprime: Safekat - España

ÍNDICE

ABPA	Aspergilosis broncopulmonar alérgica
AC	Anticuerpo
Ag	Antígeno
AGNC	Asma grave no controlada
AINES	Antiinflamatorios no esteroideos
ARLT	Antagonistas de los receptores de leucotrienos
BL	Betalactámicos
Células NK	Células asesinas naturales
CPA	Células presentadoras de antígeno
DA	Dermatitis atópica
DCA	Dermatitis de contacto alérgica
EAACI	Academia Europea de Alergia e Inmunología Clínica
EEo	Esofagitis eosinofílica
EIP	Enterocolitis inducida por proteínas
EREA	Enfermedad respiratoria exacerbada por ácido acetilsalicílico
FcɛRI	Receptor de alta afinidad para IgE
FE_{NO}	Fracción exhalada de óxido nítrico
FEV1	Volumen espiratorio forzado en 1 segundo
FVC	Capacidad vital forzada
FODMAP	Oligosacáridos fermentables, disacáridos, monosacáridos y polioles
GC	Glucocorticoides
GCI	Glucocorticoides inhalados
GEMA	Guía española para el manejo del asma
GINA	Global Initiative for Asthma
IFN-γ	Interferón gamma
IgE_e	Inmunoglobulina E específica
IL	Interleucina
ILC	Células linfoides innatas
ITA	Inmunoterapia con alérgenos
ITVH	Inmunoterapia con veneno de himenópteros
HS	Hipersensibilidad
LABA	Agonistas β2 adrenérgicos de acción prolongada
LAMA	Antagonistas muscarínicos de acción prolongada
LTc	Linfocitos T citotóxicos CD8+
LT-Cis	Leucotrienos cisteinílicos
LTh	Linfocitos T helper
LTP	Proteínas transportadoras de lípidos
LTreg	Linfocitos T reguladores
MO	Médula ósea
NET	Necrolisis epidérmica tóxica
PCE	Proteína catiónica eosinófila
PEC	Prueba de exposición controlada
PEF	Flujo espiratorio máximo
PEGA	Pustulosis exantemática generalizada aguda
PLV	Proteínas de leche de vaca
RA	Rinitis alérgica
RC	Reactividad cruzada
RCA	Rinoconjuntivitis alérgica
RCPN	Rinosinusitis crónica con poliposis nasal
RHS	Reacción de hipersensibilidad
RS / RLA	Reacción sistémica / Reacción local aumentada
SABA	Agonistas β_2 adrenérgicos de acción corta

SAMC	Síndrome de activación mastocitaria
SAO	Síndrome de alergia oral
Sd	Síndrome
SSJ	Síndrome de Steven-Jonhson
TA	Tensión arterial
TGF-β	Factor de crecimiento tumoral β
TNF-α	Factor de necrosis tumoral α
TSLP	Linfopoyetina estromal tímica
U/AE	Urticaria / angioedema
UC	Urticaria crónica

1. INTRODUCCIÓN

1.1. RESPUESTAS INMUNITARIAS

Según el perfil funcional de las células efectoras y citoquinas implicadas, las reacciones inmunitarias pueden ser:

	TIPO 1 (T1)	TIPO 2 (T2)	TIPO 3 (T3)
Función fisiológica	Patógenos intracelulares: *M. tuberculosis* o virus	Parásitos (helmintos) Toxinas	Bacterias Hongos extracelulares
Células	Linfocitos Th1 y Tc1 ILC1 Células NK, Macrófagos	Linfocitos Th2, Tc2 y B ILC2 Eosinófilos, Basófilos, Mastocitos	Linfocitos Th17 y Tc17 ILC3 Neutrófilos
IL	IFN-γ	IL-4, IL-5, IL-9, IL-13	IL-17
Ig	IgG1, IgG2, IgG3	IgE	-

Células NK = células asesinas naturales; IFN-γ = Interferón gamma; ILC = células linfoides innatas; Ig = inmunoglobulina; IL = interleucina; Linfocitos Tc = citotóxicos CD8+ / Th = helper; RHS = reacción de hipersensibilidad

Pero estas respuestas inmunitarias, además de cumplir funciones fisiológicas, por mutaciones en genes involucrados, defectos o desviaciones, pueden conducir a deficiencias inmunitarias, enfermedades autoinmunes, cáncer, abortos y alergias. Clásicamente, las enfermedades alérgicas se han asociado a respuestas T2, pero actualmente, hay endotipos[1] de estas (como en el asma o la dermatitis atópica) también relacionados con respuestas T1 y T3.

1.2. ATOPIA

- **Tendencia personal o familiar** a producir anticuerpos (AC) IgE en respuesta a dosis bajas de alérgenos, generalmente proteínas, y a desarrollar síntomas típicos como asma, rinoconjuntivitis o dermatitis. Además de esta lista clásica de enfermedades atópicas, también suele incluirse la alergia alimentaria mediada por IgE y la esofagitis eosinofílica.
  Los individuos con atopia tienen la tendencia a desarrollar altos niveles séricos de IgE y mostrar sobreexpresión de citocinas de tipo T2 (IL-4, IL-5, IL-13, IL-9, IL-31).
- **NO se consideran enfermedades atópicas** la alergia a veneno de himenópteros ni a fármacos (aunque la atopia si puede asociar una mayor gravedad de las reacciones en ambos grupos).

1.3. HIPERSENSIBILIDAD

- Síntomas o signos objetivamente reproducibles ante un estímulo específico a una dosis tolerada por la sujetos normales.
- Puede ser desencadenada por estímulos externos (alergia) o internos (autoinmunidad).

Clasificación de las RHS
Las RHS tipo I, II, II y IV descritas originalmente por Gell y Coombs (1963), se han ampliado según la clasificación propuesta por la Academia Europea de Alergia e Inmunología Clínica (EAACI)[2]:
> I: INMEDIATA, IgE MEDIADA
> II: CITOTÓXICA, MEDIADA POR AC
> III: POR INMUNOCOMPLEJOS

[1]   *Los endotipos y fenotipos se refieren a subtipos de una enfermedad definidos por:*
- ***Endotipo:*** *mecanismos fisiopatológicos específicos y diferenciados, que determinan la presentación clínica, la evolución y la respuesta al tratamiento. En medicina de precisión (particularmente en Alergología), la estratificación por endotipos es clave para elegir terapias dirigidas (ej A- monoclonales contra IgE o determinadas IL).*
- ***Fenotipo:*** *las características clínicas observables sin implicar mecanismos subyacentes.*

[2]   *Jutel M et al. Nomenclature of allergic diseases and hypersensitivity reactions: Adapted to modern needs: An EAACI position paper. Allergy. 2023 Nov; 78(11):2851-2874. doi: 10.1111/all.15889. Aún no cuenta con validación universal.*

IV: MEDIADA POR CÉLULAS
    IVa: Respuesta inmune T1
    IVb: Respuesta inmune T2
    IVc: Respuesta inmune T3
V: EPITELIAL
VI: METABÓLICA
VII: RESPUESTA DIRECTA A QUÍMICOS

1.4. ALERGIA

- EAACI 2023: Reacción anormal o exagerada a estímulos exógenos que implica varios tipos de RHS que involucran AC, células inmunes, mecanismos metabólicos o impulsados por tejidos.
- Concepto clásico: RHS mediada por mecanismos inmunológicos.

Alérgeno:
- Molécula (generalmente proteína o glicoproteína) derivada de una fuente alergénica que es identificada por IgE_e.
- Este proceso se llama **sensibilización** y tiene lugar tras la exposición al alérgeno, ya sea por inhalación (aeroalergenos), ingestión (alimentos) o por inyección (veneno de insectos).
  La sensibilización puede objetivarse con un resultado positivo en una prueba de punción cutánea o por la presencia de IgE_e frente a un alérgeno.
  Sensibilización NO quiere decir clínica alérgica, puede asociarla o no.

Alergología:
- Especialidad médica que comprende el conocimiento, diagnóstico y tratamiento de la patología producida por mecanismos inmunológicos, especialmente de la HS, con las técnicas que le son propias.

2. TIPO I: INMEDIATA O IGE MEDIADA

Es la RHS más frecuente. Se caracteriza por manifestarse generalmente a los pocos minutos tras la exposición al alérgeno responsable.

2.1. PATOLOGÍA

- Asma bronquial alérgico, rinoconjuntivitis alérgica, dermatitis atópica, alergia a alimentos
- Alergia a drogas y venenos

2.2. FASES DE LA RESPUESTA

FASE DE SENSIBILIZACIÓN:

1. *Exposición inicial al alérgeno*: contacto asintomático con el alérgeno (ácaro, polen...) que es captado por las células presentadoras de antígeno (CPA): células dendríticas, linfocitos B y macrófagos.
2. *Presentación y polarización Th2*: la CPA presenta el alérgeno a linfocitos Th vírgenes, promoviendo su diferenciación hacia Th2 (principalmente bajo la influencia de IL-4).
   Las ILC2 son activadas por citoquinas liberadas por las células epiteliales llamadas alarminas, como la linfopoyetina estromal tímica (TSLP) y producen grandes cantidades de citoquinas tipo 2 reforzando la respuesta T2.
3. *Cambio de clase de los linfocitos B a células plasmáticas y producción de IgE específica (IgE$_e$)*: los linfocitos T foliculares cooperadores (LTfh) son esenciales para que dentro del centro germinal, los linfocitos B se transformen en células plasmáticas (cambio de clase) productoras de IgE_e frente al alérgeno. También participan los LTh2. Las citoquinas principalmente implicadas son IL-4 y en menor medida IL-13.
4. *Unión de IgE a mastocitos/basófilos*: La IgE_e recien producida se une por su región FC a los receptores de alta afinidad para IgE (FcεRI) de mastocitos (en los tejidos) y basófilos (en la sangre) que quedan sensibilizados para la siguiente exposición.

FASE EFECTORA:

1. ***Reexposición al mismo alérgeno.***
2. ***Entrecruzamiento de IgE:*** el alérgeno se une a dos IgE$_e$ adyacentes de la superficie de mastocitos y basófilos sensibilizados.
3. ***Degranulación de mediadores de mastocitos y basófilos:***
   - Preformados (acumulados en los gránulos, liberación rápida en segundos o minutos): histamina, triptasa, heparina ...
   - De nueva síntesis (liberación lenta, 15 minutos a horas): leucotrienos, prostaglandina D2, factor activador de plaquetas, citoquinas (IL-4, IL-5, IL-6, IL-13, TNF-α, TGF-β).
4. ***Respuesta clínica inmediata:*** estos mediadores producen ↑permeabilidad vascular (habones, angioedema), ↑secreción de moco (rinorrea) y contracción muscular bronquial (broncoconstricción). Si la reacción es sistémica (afecta diferentes sistemas/órganos) puede tener peligro vital y se denomina anafilaxia.
5. ***Respuesta clínica retardada:*** los eosinófilos desempeñan un papel significativo participando también en la cronicidad de la inflamación. La IL-5 estimula su reclutamiento y activación. En esta etapa se involucra también una RHS tipo IVb.

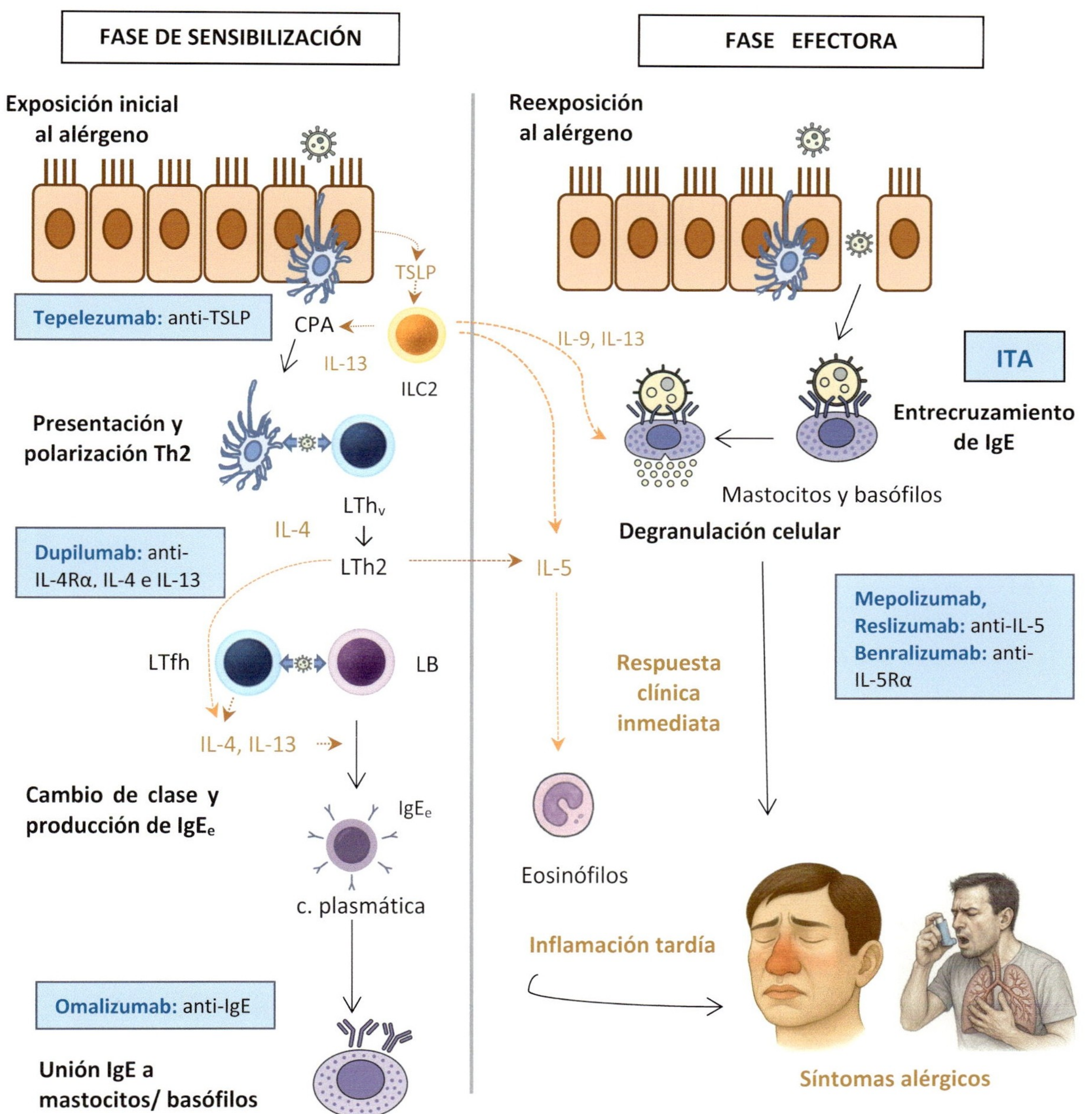

2.3. INMUNOTERAPIA CON ALÉRGENOS

La inmunoterapia con alérgenos (ITA) consiste en la administración de dosis pequeñas y crecientes del material alergénico al que el paciente esta sensibilizado, con el objetivo de disminuir los síntomas en posteriores exposiciones al agente causante de la sintomatología alérgica. Es el único tratamiento que puede modificar el curso natural de las enfermedades alérgicas.

Mecanismo de acción

Puede cambiar la respuesta inmunitaria de una respuesta dominada por linfocitos T2 que favorece la producción de IgE a una respuesta T1 o Treg, que favorece la producción de otras Ig como la IgA y la IgG4. Esto ocasiona:

- ↓ niveles de IgE_e contra el alérgeno.
- ↑ IgA e $IgG4_e$ contra el alérgeno que bloquea la unión de éste con la IgE_e de mastocitos y basófilos.

3. TIPO II: CITOTÓXICA MEDIADA POR AC

3.1. PATOLOGÍA

- <u>ALÉRGICA:</u> inducidas por fármacos: se consideran causa de citopenia alérgica.
- <u>AUTOINMUNIDAD:</u> por presencia de autoAC frente al:
    - Miastenia gravis → receptor de la acetilcolina.
    - Enfermedad de Graves → receptor de las hormonas tiroideas T3 y T4.
    - Sd (síndrome) de Goodpasture → membrana basal glomerular renal y pulmonar.
    - Pénfigo vulgar → desmogleínas (proteínas de los desmosomas).
    - Eritroblastosis fetal o enfermedad hemofílica del recién nacido → IgG maternos (único AC capaz de atravesar la placenta) habitualmente frente al antígeno (Ag) Rh.
    - Reacciones transfusionales que involucran grupos sanguíneos incompatibles.
    - Trombocitopenia autoinmune, anemia hemolítica, neutropenia autoinmune.

3.2. MECANISMO

Los AC que participan son IgG e IgM que dañan las células mediante diversos mecanismos:
1. Activación del sistema del complemento.
2. Citotoxicidad celular dependiente de AC, a través de células NK y linfocitos T CD8+.
3. Opsonización de la célula diana del fármaco y fagocitosis por macrófagos.
4. Activación de los eosinófilos.

4. TIPO III: POR INMUNOCOMPLEJOS

4.1. PATOLOGÍA

- <u>ALÉRGICA:</u>
    - Fase aguda de la neumonitis por hipersensibilidad.
    - Vasculitis inducida por fármacos.
    - Enfermedad del suero: Los fármacos son la causa más frecuente. Cursa con fiebre, exantema, artralgias, linfadenopatía y ocasionalmente nefritis.
    - Reacción de Arthus: inflamación localizada (puede llegar a la necrosis) por exceso de AC circulantes. Ocurre a la 4-12 horas en el lugar de una inyección (generalmente una vacuna).
- <u>AUTOINMUNIDAD:</u>
    - Lupus eritematoso sistémico, artritis reumatoide, glomerulonefritis post estreptocócica.

4.2. MECANISMO

Está mediada por AC tipo IgG e IgM que se unen a Ag solubles, p. ej. fármacos, venenos u otros alérgenos formando complejos Ag-AC que se depositan en distintos tejidos provocando inflamación.

En la RHS tipo I, II y III las Ig juegan un papel importante.

5. TIPO IV: MEDIADA POR CÉLULAS

También llamadas **retardadas** (los síntomas se manifiestan horas o días después de la exposición). Hay gran heterogeneidad en los mecanismos que reflejan las diferentes características fenotípicas de los linfocitos Th.

5.1. TIPO IVa: RESPUESTA INMUNE T1

Patología alérgica:

Este subtipo se asocia clásicamente con la RHS retardada y la formación de granulomas.

- Dermatitis de contacto alérgica: el hapteno desencadenante es una molécula de bajo peso molecular que precisa unirse a una proteína del huésped.
- Reacciones tardías a fármacos: necrolisis epidérmica tóxica, sd de Steven-Jonhson, eritema multiforme.
- Fase crónica de la neumonitis por hipersensibilidad.
- Enfermedad celíaca.
- Endotipos no-T2 de asma, rinitis alérgica, rinosinusitis crónica o dermatitis atópica.

Mecanismo:

- Respuesta inmunitaria tipo 1, celular (sin participación significativa de AC) principalmente por linfocitos Th1. Los macrófagos tienen también un papel central. También participan linfocitos Tc, células NK e ILC1 (amplifican la respuesta tipo 1).
- <u>Fase de sensibilización</u>: presentación del Ag-hapteno por CPA a linfocitos Th1.
- <u>Fase efectora</u>:
  - ➢ LTh1 secretan IFN-γ (principal citoquina efectora) y TNF-α.
  - ➢ Estas citoquinas reclutan y activan macrófagos y LTc que liberan respectivamente especies reactivas de óxigeno (ROS) y granzimas/perforinas.
  - ➢ Resultado final: daño tisular e inflamación.

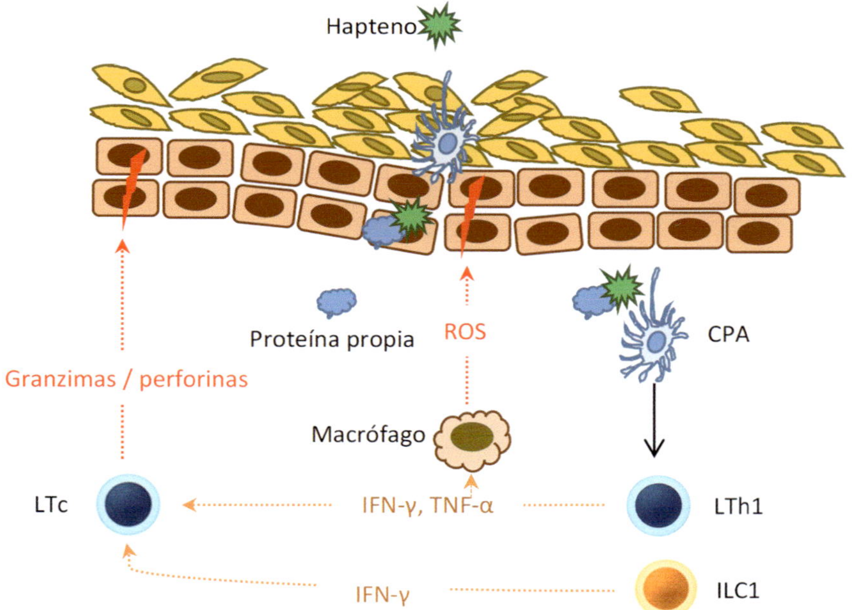

5.2. TIPO IVB: RESPUESTA INMUNE T2

Patología alérgica: Reacciones alérgicas con inflamación crónica como:

- Asma (T2-alta): se caracteriza por infiltrados eosinofílicos en las vías respiratorias y sobreexpresión de citocinas dependientes de Th2 (IL4, IL5 e IL13).
- Rinitis alérgica, rinosinusitis crónica con poliposis nasal.

- Dermatitis atópica: el endotipo T2 es el más común, se caracteriza por ↑ niveles séricos de IgE y una fuerte asociación con el asma y la rinitis alérgica.
- Dermatitis de contacto por proteínas.
- Alergia alimentaria mixta: afecta tanto las vías dependientes e independientes de IgE.
- Esofagitis eosinofílica.
- Fármacos: sd de DRESS

Mecanismo:
- Participan linfocitos Th2, ILC2, células NK-T, eosinófilos, mastocitos y macrófagos. En la etapa final cuando se desencadena la síntesis de IgE, las RHS tipo IVb y I se superponen.
- Los eosinófilos son los principales responsables de la respuesta IVb T2. Cuando están activados liberan gránulos citotóxicos que contienen proteínas, como la proteína catiónica eosinófila (PCE), contribuyendo a la inflamación alérgica crónica.

CITOQUINAS T2 (relacionadas con las RHS tipo I y IVb)

	Principales células productoras	Funciones
IL-4	Linfocitos Tfh en el centro germinal y Th2 en tejidos periféricos	Clave para la diferenciación de linfocitos Th2, el cambio de clase y síntesis de IgE
IL-5	Linfocitos Th2, ILC2	Principal factor de crecimiento, activación y supervivencia de eosinófilos
IL-9	Linfocitos Th9, Th2, ILC2	Proliferación de mastocitos Favorece la producción de IgE
IL-13	Linfocitos Th2, ILC2	Promueve la síntesis de IgE y la metaplasia de las células mucosas (participa en la fibrosis tisular -remodelado- del asma y la rinitis alérgica)
IL-31	Linfocitos Th2	Principal citocina asociada al prurito

TSLP: no pertenece al grupo clásico de citoquinas tipo 2 (es producida por células epiteliales) pero funcionalmente amplifica la respuesta T2.

5.3. TIPO IVc. RESPUESTA INMUNE TIPO T3

Patología alérgica: inflamación neutrofílica.
- Dermatitis atópica.
- Asma neutrofílica.
- Rinosinusitis crónica con poliposis nasal.
- Fármacos: pustulosis exantemática generalizada aguda

Mecanismo:
- Células Th17 e ILC3 producen IL17, que induce el reclutamiento de neutrófilos y mejoran la producción de citocinas Th2, lo que provoca inflamación.

6. TIPO V: DEFECTO EN LA BARRERA EPITELIAL

6.1. PATOLOGÍA ALÉRGICA: enfermedades inflamatorias crónicas como:
- Rinitis alérgica, rinoconjuntivitis alérgica, rinosinusitis crónica.
- Dermatitis atópica: existe predisposición significativa por las mutaciones en la filagrina, una proteína que mantiene la integridad y función de la barrera cutánea.
- Asma bronquial.
- Enterocolitis inducida por proteínas alimentarias, esofagitis eosinofílica, enfermedad celíaca.

6.2. MECANISMO
- El defecto de la barrera epitelial aumenta la permeabilidad a agentes infecciosos, contaminantes y alérgenos ocasionando disbiosis microbiana (desequilibrio en el microbioma intestinal) y desregulación de la respuesta inmunitaria que incluye:

- o Activación del sistema inmunitario subyacente (T1, T2 y T17).
- o Pérdida de células reguladoras (LT_{reg}, LB_{reg} e ILC_{reg}).
- Todo ello conduce a una inflamación crónica.

7. TIPO VI: METABÓLICA

- **Obesidad-asma:** con frecuencia se asocia a asma grave.
  Existe efecto aditivo de la liberación de mediadores proinflamatorios y la modificación del microbioma intestinal, nasal, oral y pulmonar.
- **Trastornos impulsados por histamina**
  La histamina es sintetizada por ciertas bacterias. La disbiosis puede ocasionar desregulación inmunitaria y aumentar el riesgo de enfermedades alérgicas.

8. TIPO VII: RESPUESTA DIRECTA A SUSTANCIAS QUÍMICAS

Respuesta celular e inflamatoria directa a sustancias químicas que puede provocar:
- Rinitis alérgica, rinoconjuntivitis alérgica, asma, dermatitis atópica
- Urticaria y angioedema
- Reacciones a fármacos relacionadas con:
  - o Inhibición de la ciclooxigenasa (COX)-1 → HS cruzada o intolerancia a AINES.
  - o Activación directa de mastocitos → reacciones mediadas por la activación del receptor MRGPRX2 que se expresa predominantemente en mastocitos.
    Diversos fármacos actúan como agonistas de dicho receptor: relajantes neuromusculares, opiáceos, fluoroquinolonas, vancomicina (sd del hombre rojo) y contrastes radiológicos.
    Pueden ocasionar anafilaxia por un mecanismo no mediado por IgE.

REACCIONES DE HIPERSENSIBILIDAD → AUTOINMUNIDAD

ALERGIA

IMPULSADA POR SISTEMA INMUNE / INFLAMACIÓN						IMPULSADA POR MECANISMOS TISULARES		RESPUESTA DIRECTA A QUÍMICOS
MEDIADA POR ANTICUERPOS			**MEDIADA POR CÉLULAS**					
Tipo I **Inmediata**	**Tipo II** **Citotóxica**	**Tipo III** **Inmunocomplejos**	**Tipo IVa** **T1**	**Tipo IVb** **T2**	**Tipo IVc** **T3**	**Tipo V** **Epitelial**	**Tipo VI** **Metabólica**	**Tipo VII** **S. químicas**
LB: IgE LTh2, ILC2 IL-4, IL-5, IL-9, IL-13 Mastocitos/basófilos	LB: IgM, IgG Fagocitos Citotoxicidad celular dp de AC: células NK	LB: IgM, IgG Inmunocomplejos Complemento, basófilos,mastocitos plaquetas, fagocitos	LTh1, LTc1, ILC1, NK IFN-γ, TNF-α Macrófagos (granulomas)	LTh2, LTc2, ILC2, NK-T IL-4, IL-5, IL-9, IL-13, IL-31 Eosinófilos, LB, mastocitos, basófilos	LTh17, LTc17, ILC3, IL-17 Neutrófilos			
Asma, ABPA RCA DA Alergia a Fcos Alergia a alimentos Alergia a venenos	Fcos: citopenia	ABPA NH (fase aguda) Fcos: Vasculitis, enf del suero, reacción de Arthus	Asma RA NH (fase crónica) DA / DCA Fcos: NET, SSJ, eritema multiforme Enf celíaca	Asma T2-alta , ABPA RA, RCPN DA (endotipo 2) Fcos: sd de DRESS Alergia alimentaria, EEo	Asma neutrofílica RCPN DA Fcos: PEGA	Asma RCA DA Enf celíaca EIP, EEo	Asma- Obesidad Tr impulsados por histamina	Asma RA DA HS cruzada a AINES

ABPA= Aspergilosis broncopulmonar alérgica; AINES = antiiflamatorios no esteroideos; DA= Dermatitis atópica; DCA = Dermatitis de Contacto Alérgica; EEo = Esofagitis eosinofílica; EIP = Enterocolitis inducida por proteínas; Fcos = fármacos; NET= necrolisis epidérmica tóxica; NH = Neumonitis por hipersensibilidad; PEGA = Pustulosis exantemática generalizada aguda; RA= Rinitis alérgica; RCA= Rinoconjuntivitis alérgica; RCPN = Rinosinusitis crónica con poliposis nasal; SSJ = Sd Steven-Jonhson; U/AE= Urticaria / angioedema

Tema 2 – EPIDEMIOLOGÍA DE LAS ENFERMEDADES ALÉRGICAS. CONCEPTOS DE ALERGOLOGÍA

1. EPIDEMIOLOGÍA GENERAL DE LAS ENFERMEDADES ALÉRGICAS

Según la OMS, las enfermedades alérgicas representan la cuarta enfermedad más relevante a nivel mundial y se estima que, para el año 2050, más de la mitad de la población padecerá alguna.

1.1. RINOCONJUNTIVITIS

- Prevalencia de rinitis alérgica en adultos en Europa Occidental: 25%, con variaciones regionales y una tendencia al aumento en las últimas décadas.
- La rinitis alérgica constituye la forma de rinitis no infecciosa más frecuente.
- [1]Primer motivo de consulta en Alergología en España, tanto en adultos como en niños.

1.2. ASMA BRONQUIAL

- Prevalencia en Europa: adultos: 6-7% con variaciones regionales; niños y adolescentes: 8-11%.
- A nivel mundial su prevalencia es muy variable. Ha aumentado sobre todo en personas de mediana edad y mujeres, por un aumento del asma alérgica.
- [1]Segundo motivo de consulta en Alergología en España, tanto en adultos como en niños.

1.3. ALERGIA A FÁRMACOS

- Prevalencia en Europa en población adulta: 5-10%, aunque existe sobrestimación diagnóstica y la prevalencia confirmada es menor.
- La prevalencia es mayor en mujeres y en personas de edad avanzada.
- 1ª causa de RHS a fármacos: AINEs.
- 1ª causa de RHS mediada por mecanismo inmunológico/alergia: antibióticos betalactámicos.
- [1]Tercer motivo de consulta en Alergología en España, en población adulta.

1.4. ALERGIA A ALIMENTOS

- Prevalencia en Europa confirmada por provocación oral: adultos <1%; escolares 1.4-4 %.
- [1]Tercer motivo de consulta en Alergología en España, en niños.
- Según el grupo de edad la principal causa de alergia es:

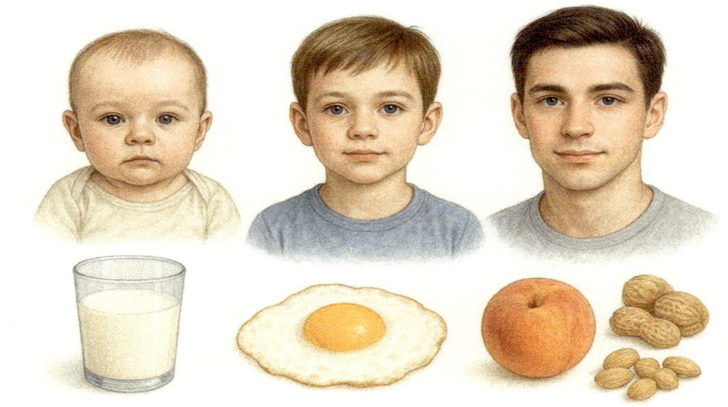

Leche de vaca
menores de 1 año

Huevo
población infantil

Frutas y frutos secos
edad adulta

Frutas rosáceas *(melocotón, derivados, manzana, pera, cereza, ciruela)*
adolescentes y adultos jóvenes españoles

[1]   *Peláez et al. Alergológica 2015: Factores epidemiológicos, clínicos y socioeconómicos de las enfermedades alérgicas en España en 2015. SEAIC; Madrid: 2018.*

1.5. ALERGIA A VENENO DE HIMENÓPTEROS

- Prevalencia de reacciones sistémicas graves en población rural española: 2-3 %.

1.6 DERMATITIS ATÓPICA

- A nivel mundial, es la enfermedad inflamatoria crónica de la piel más común (prevalencia en niños 15-25%; en adultos 3-7%).

2. MARCHA ATÓPICA

[1]Término que describe el curso natural de las enfermedades alérgicas con aparición secuencial de: dermatitis atópica → alergia alimentaria → rinitis → asma → y esofagitis eosinofílica.
Sin embargo, solo el 7% de niños alérgicos experimentan un desarrollo secuencial tan estricto, por lo que algunos autores prefieren el término agrupamiento atópico.

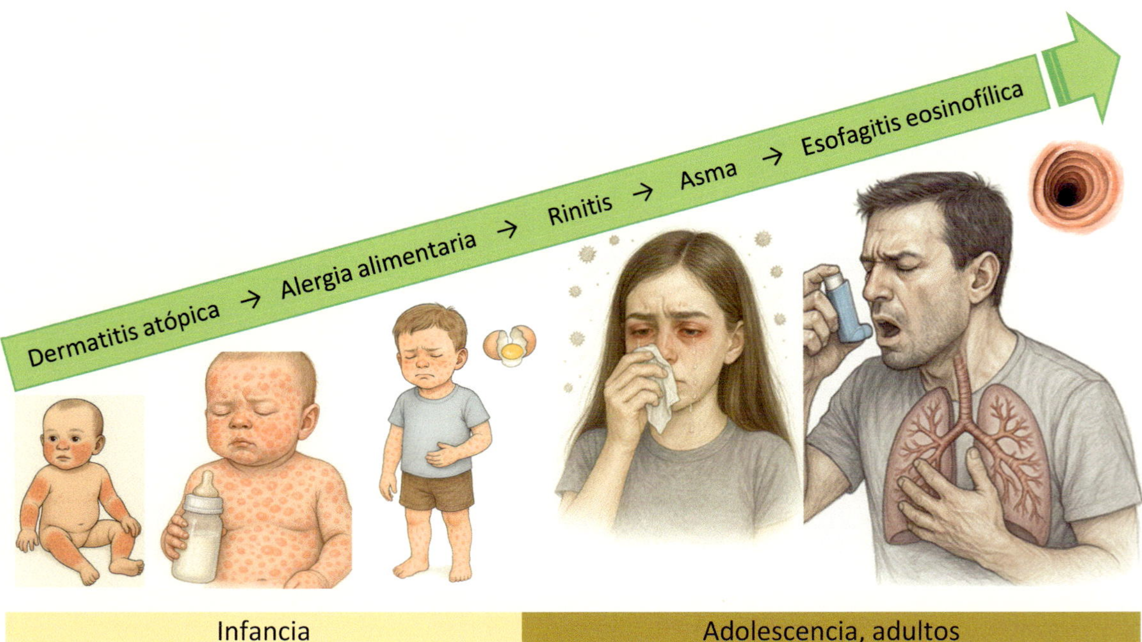

2.1. ETIOLOGÍA

1-Predisposición genética

La historia familiar de atopia se asocia fuertemente con el riesgo de desarrollar enfermedades alérgicas, particularmente si ambos padres tienen alergia (aumenta 6 veces el riesgo de multimorbilidad alérgica).

2-Disfunción de la barrera epitelial

El deterioro de la barrera cutánea se considera la vía de entrada de los alérgenos. Una de las variantes mejor estudiadas es la pérdida de la función del gen de la filagrina, proteína clave en la barrera cutánea.

3-Desregulación inmunitaria (inmunodominancia T2)

La entrada de los alérgenos activaría la vía inflamatoria T2 induciendo sensibilización epicutánea con la consiguiente transición a asma, rinitis alérgica y alergia alimentaria.

4-Factores ambientales

Durante este proceso, el exposoma (o el conjunto total de exposiciones a las que el individuo está sometido como la interacción con alérgenos, disbiosis ...) puede modificar la evolución de la enfermedad, intensificando algunos síntomas con el tiempo y haciendo que otros remitan.

2.2. FACTORES DE RIESGO DE APARICIÓN Y GRAVEDAD

Las enfermedades implicadas en la marcha alérgica comparten una predisposición genética común y factores de riesgo de exposición ambiental. Los factores asociados con la multimorbilidad alérgica incluyen:

1. DA: gravedad, persistencia, inicio temprano (antes de los 2 años de edad).
2. Polisensibilización.
3. Mutaciones en el gen de la filagrina.
4. Historia familiar: alergias parentales, asma*.
5. DA, rinitis alérgica y alergia alimentaria*.
6. Polución, humo de tabaco.
7. Obesidad.
8. Uso de antibióticos y supresores del ácido gástrico.

La presencia de atopia personal y familiar es el factor de riesgo más importante para el desarrollo posterior de asma (guía Gema 5.5)

2.3. INTERVENCIONES PARA PREVENIR O MODIFICAR LA MARCHA ALÉRGICA

1. Lactancia materna exclusiva durante los primeros 4 a 6 meses.
2. No retrasar la introducción de alimentos.
3. Introducción temprana de alimentos variados.
4. Uso temprano de probióticos.
5. Exposición temprana a mascotas (perros y gatos).
6. Tener hermanos mayores.
7. Cuidado de la barrera cutánea (uso de emolientes).
8. Tratamiento antiinflamatorio para la DA (corticoides -GC- tópicos e inhibidores de la calcineurina) y los productos biológicos dirigidos a la vía T2 (ej. Dupilumab).
9. Tratamiento con ITA en la rinitis alérgica para prevenir la aparición de asma.

3. ALÉRGENOS

3.1. ALERGENICIDAD: ¿DE QUÉ DEPENDE QUE UNA MOLÉCULA SEA ALERGÉNICA?

Interviene la predisposición genética, ciertas propiedades intrínsecas de la molécula y condicionantes:

3.1.1. Predisposición genética

3.2.2. Propiedades intrínsecas de la molécula

1. **Solubilidad**
    La solubilidad del alérgeno en medios acuosos facilita su acceso a través de las mucosas.
2. **Tamaño**
    P. ej en los aeroalérgenos el tamaño pequeño determina el tiempo de permanencia en el aire y, por lo tanto, el grado de exposición al alérgeno.
3. **Compactación molecular**
    La conformación muy compacta y difícilmente accesible a las enzimas proteolíticas permite que los alérgenos alimentarios puedan resistir la acidez y las proteasas gástricas.
4. **Estabilidad estructural**
5. **Algunas funciones biológicas**, como tener actividad enzimática, pueden favorecer la sensibilización.

3.2.3. Condicionantes
    Como el clima, contaminación, la dosis y la ruta de la exposición al alérgeno

Cada fuente alergénica (polen, ácaro …) puede tener múltiples alérgenos. Cada uno de los identificados se denomina con 3 letras (género), 1 letra (especie) y un nº (según se fueron descubriendo).

Ej. Ole e1 → alergeno principal del olivo (*Ole europea*):

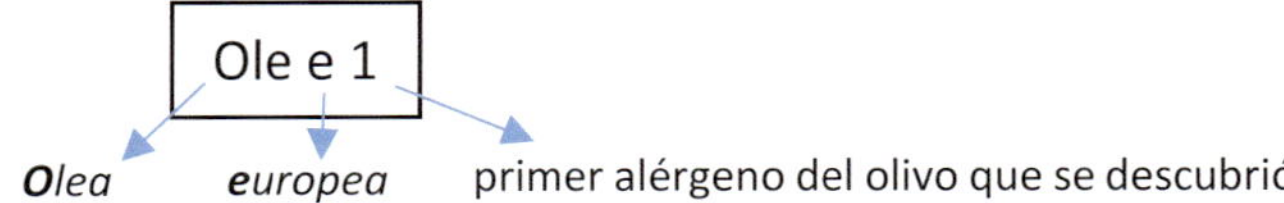

3.2. ALÉRGENOS MAYORITARIOS

- Son los reconocidos por IgE en más del 50% de los pacientes sensibilizados a la fuente correspondiente. Es un criterio por convención.
- Aunque la sensibilización a un alérgeno mayoritario no implica necesariamente relevancia clínica, suelen ser los principales responsables de la sintomatología clínica en la mayoría de los pacientes.
- Su identificación es fundamental para la estandarización de extractos para ITA.

3.3. ALÉRGENOS PRINCIPALES

- Los que dentro de una fuente alergénica son clínicamente más relevantes (pueden ser o no mayoritarios).

3.4. REACTIVIDAD CRUZADA

- Es la sensibilización a proteínas homólogas (es decir que presentan similitud en su secuencia de aminoácidos y/o estructura tridemensional) presentes en diferentes fuentes alergénicas.
- Si la homología entre las proteínas alergénicas es superior al 70% aumentan las probabilidades de que muestren RC.
- Puede justificar la presencia de pruebas cutáneas y/o IgE$_e$ positivas frente a distintos alérgenos sin trascendencia clínica.

Ej. *Dermatophagoides pteronyssinus* (el ácaro más frecuente y sensibilizante en España)
  - Der p1 y Der p2 → mayoritarios (reconocidos por >80%), principales (clínicamente relevantes)
  - Der p23 → principal, pero no mayoritario (aunque depende de la población)
  - Der p10 (es una tropomiosina) → minoritario, marcador de RC

4. PANALÉRGENOS

- Son alérgenos con potencial RC en un amplio rango de organismos taxonómicamente no relacionados.
- Suelen ser proteínas cuya secuencia ha sido muy conservada por la evolución filogenética, porque desempeñan una función importante (como proteínas de defensa o musculares).
- Los panalérgenos vegetales más importantes en la zona mediterránea son proteínas transportadoras de lípidos (LTP) y profilinas.

4.1. PROTEÍNAS TRANSPORTADORAS DE LÍPIDOS

- Son proteínas de defensa frente a patógenos presentes en pólenes y múltiples alimentos vegetales.
- Son estables a la digestión enzimática y al calor lo que las convierte en potentes alérgenos alimentarios.
- Mayor número de sensibilizaciones en el sur de Europa, donde los alimentos más implicados son las frutas rosáceas (melocotón, albaricoque, manzana, pera, cereza) y los frutos secos.
- <u>Clínica:</u> pueden ocasionar reacciones menores pero en el área mediterránea con frecuencia provocan anafilaxias, tanto en niños como en adultos (en adultos de la zona mediterránea la alergia a LTP es la causa principal de anafilaxia alimentaria), especialmente cuando existe cofactores asociados (principalmente ejercicio, AINES y alcohol).

Manejo:
- Debe recomendarse la evitación de los alimentos implicados (crudos y cocinados).

- Es fundamental advertir sobre el papel de los cofactores que pueden precipitar o agravar las reacciones, incluso con alimentos previamente tolerados.
- En pacientes con reacciones graves previas, se debe prescribir adrenalina autoinyectable
- La ITA sublingual con extracto de LTP de melocotón (Pru p3) puede considerarse en casos seleccionados (reacciones graves, múltiples restricciones, deterioro de la calidad de vida), aunque la evidencia es aún limitada y su indicación debe individualizarse.

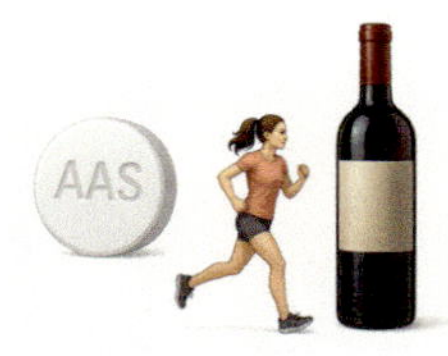
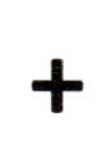
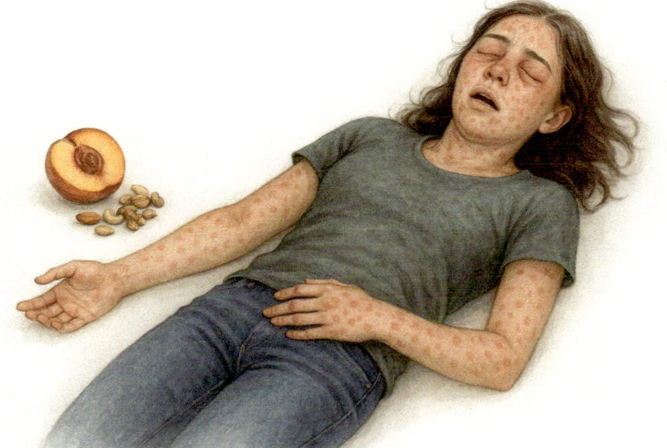

> Las LTP son panalérgenos vegetales mayoritarios y clínicamente relevantes, termoestables, resistentes a la digestión, sensibles a cofactores y con un perfil de riesgo para ocasionar anafilaxia mucho mayor que las profilinas

4.2. PROFILINAS

- Pueden comportarse como panalérgenos vegetales minoritarios (su prevalencia en alérgicos a pólenes es del 20-30%).
- Presentes en pólenes, en una amplia variedad de alimentos vegetales y látex.

Relevancia clínica:
- Al ser alérgenos lábiles (sensibles al calor y a la digestión gástrica), si aparece clínica, es tras la ingestión de alimentos vegetales crudos (principalmente melón, sandía, plátano, tomate, otras frutas y frutos secos) y generalmente son reacciones de menor relevancia (como el sd de alergia oral –SAO- con prurito en la mucosa oral y faríngea, en ocasiones, eritema labial y perioral y angioedema oral leve).
- Son responsables de un gran número de RC (generalmente sin trascendencia clínica).

Manejo:
- Evitación de la fruta implicada en su forma cruda, considerando la posibilidad de su ingesta solo si está bien cocida o en forma de mermelada.

> La presencia de sensibilización a múltiples pólenes asociada a un SAO con varios alimentos vegetales crudos debe hacer sospechar alergia a profilina

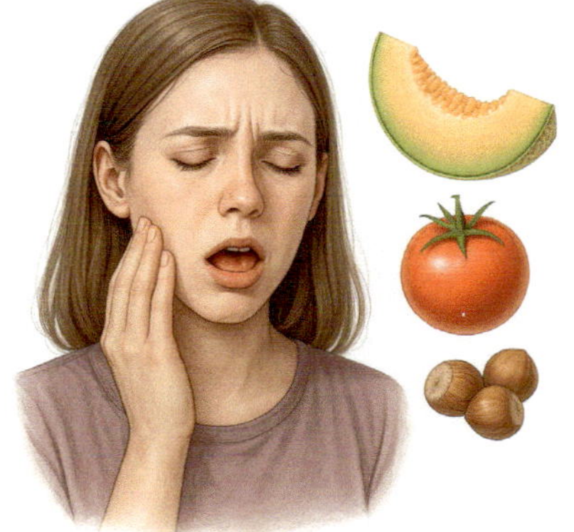

4.3. TROPOMIOSINA

- Son proteínas contractiles que pueden comportarse como un panalérgeno del reino animal mayoritario en mariscos con RC en numerosas especies de invertebrados como crustáceos, moluscos, ácaros, cucarachas y *Anisakis*.
- La tropomiosina de los vertebrados no es alergénica.

Relevancia clínica:
- Aunque la RC es frecuente entre ácaros y mariscos, su relevancia clínica es ocasional.
- Es una proteína termoestable, resistente a la digestión, capaz de ocasionar anafilaxia en alérgicos a mariscos. Además, es hidrosoluble, puede aerosolizarse y ocasionar reacciones respiratorias por inhalación.

Manejo:
- Evitación estricta del alérgeno.

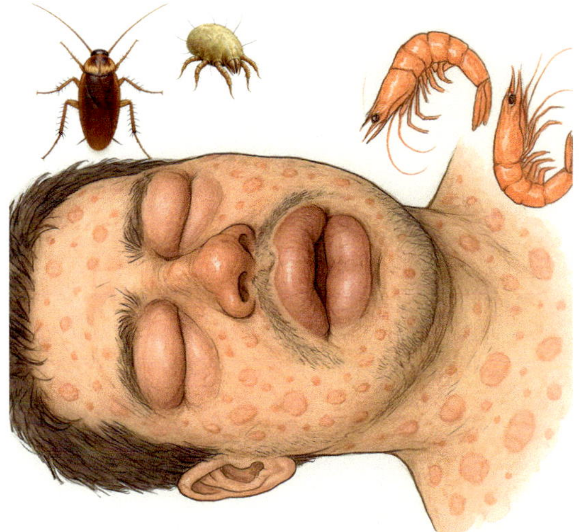

La presencia de anafilaxia tras la ingesta de mariscos debe hacer sospechar alergia a tropomiosina. En un pequeño porcentaje viene precedida de síntomas respiratorios por alergia a ácaros

5. AEROALÉRGENOS

- **Alérgenos de interior**: ácaros, cucarachas (heces y restos de los que mueren), animales domésticos (caspa, saliva u orina) y hongos. Originan síntomas de carácter perenne.
- **Alérgenos de exterior:** pólenes y hongos. Ocasionan síntomas estacionales.
- En España[1], globalmente los aeroalérgenos más relevantes son:
    - 1º Pólenes (1º gramíneas, 2º olivo).
    - 2º Ácaros del polvo.
    - 3º Epitelio de animales (1º gato, 2º perro).
    - 4º Hongos (1º Alternaria).

    Sin embargo, estos porcentajes varían según la zona geográfica: en muchas zonas costeras la 1ª causa son los ácaros; y el polen de olivo pasa a ser el polen principal como causa de rinitis alérgica en regiones como Andalucía.

5.1. PÓLENES

- El grano de polen es el vehículo de aeroalérgenos de exterior más importante. Para tener relevancia alergénica debe de reunir unos requisitos:
    a) Tener un diámetro de 15 a 60 µm.
    b) Proceder de plantas anemófilas (es decir polinizadas por el viento).
    c) Liberar fácilmente alérgenos en las mucosas.
- Los niveles de expresión de los alérgenos en el grano del polen pueden verse influidos por factores ambientales (clima, contaminación …).
- Los alérgenos del polen pueden ser transportados de forma más eficaz por partículas mucho menores, como las partículas de Ubish (< 10 µm) procedentes de restos de la antera.

[1] Ojeda P et al. Alergológica 2015: A National Survey on Allergic Diseases in the Adult Spanish Population. J Investig Allergol Clin Immunol. 2018 Jun;28(3):151-164. doi: 10.18176/jiaci.0264.

Características de los pólenes más relevantes en España

	DISTRIBUCIÓN	POLINIZACIÓN
GRAMÍNEAS		
• Causa más importante de polinosis en Europa • El género alergénico más importante es el de la familia *Pooideae* (*Phleum, Lolium* …) con alta RC entre ellas • *Cynodon* pertenece a otro género y tiene baja RC con las *Pooideae* • Factor de riesgo para el desarrollo de alergia alimentaria por profilinas en regiones de alta exposición a gramíneas	Más prevalentes en el centro y sur peninsular	Pico máximo mayo y junio
ÁRBOLES		
<u>Betuláceas:</u> **abedul**, avellano y aliso • RC entre ellas y con vegetales	Cornisa cantábrica y Galicia	Marzo-abril
<u>Oleaceas:</u> **olivo**, fresno, aligustre	Andalucía y Levante	Olivo: abril-junio
<u>Cupresaceas:</u> **ciprés**, enebro • RC entre ellas	Ampliamente distribuidos	Enero-marzo
<u>Platanáceas:</u> **plátano de sombra**	Ampliamente distribuido	Marzo-abril
MALEZAS		
<u>Compuestas:</u> ***Artemisia,*** *crisantemo ...* • RC con frutas y frutos secos	Ampliamente distribuidas	Septiembre-noviembre
<u>Quenopodiáceas:</u> ***Salsola*** y *Chenopodium* • RC entre ellas	Ampliamente distribuidas (Salsola en zonas desérticas)	Julio-octubre
<u>Urticáceas:</u> ***Parietaria***	Principalmente sureste peninsular	Febrero-junio /septiembre-noviembre

	Ene	Feb	Mar	Abr	May	Jun	Jul	Ago	Sep	Oct	Nov	Dic
Ciprés	■	■	■									
Abedul			■	■								
Plátano			■	■								
Gramíneas				■	■	■	■					
Olivo					■	■						
Salsola								■	■	■	■	
Artemisia									■	■	■	
Parietaria		■	■	■	■	■	■		■	■	■	

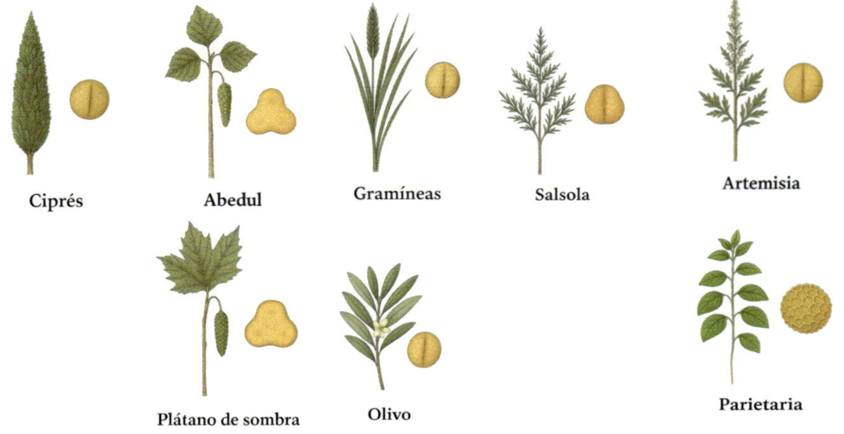

Ciprés   Abedul   Gramíneas   Salsola   Artemisia

Plátano de sombra   Olivo   Parietaria

5.2. ÁCAROS

Son artrópodos microscópicos y arácnidos (no son insectos).
El principal factor para su crecimiento es la humedad.

Ácaros domésticos:

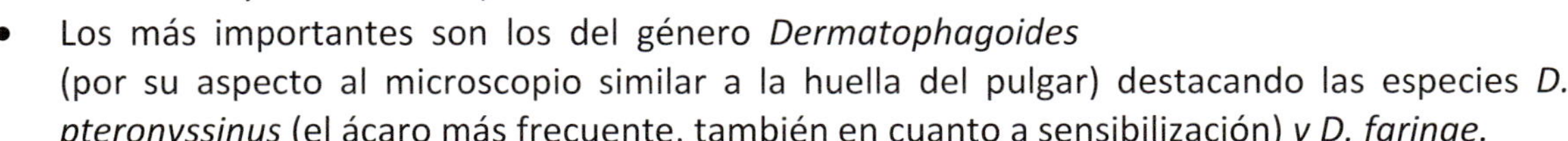

- En Europa, los ácaros son la principal fuente de alérgenos de interior y del polvo doméstico.
- Se alimentan principalmente de detritos orgánicos, incluyendo escamas de piel, que están colonizados por hongos. Las camas son su hábitat ideal (aportan humedad y temperatura adecuadas y alimentación).
- Los más importantes son los del género *Dermatophagoides* (por su aspecto al microscopio similar a la huella del pulgar) destacando las especies *D. pteronyssinus* (el ácaro más frecuente, también en cuanto a sensibilización) y *D. farinae.*

Ácaros de almacenamiento:

Se encuentran principalmente en alimentos almacenados como cereales, harinas, embutidos o piensos de animales. Las especies más importantes pertenecen a las familias:

- *Lepidoglyphus destructor*: es el ácaro de almacenamiento que ocasiona sensibilización con mayor frecuencia. Se encuentra almacenes de cereales.
- *Tyrophagus putrescentiae*: coloniza alimentos ricos en proteínas como jamón y queso.

Alérgenos:

- Sus heces son su principal fuente de alérgenos, ya que la mayoría de ellos son enzimas proteolíticas relacionadas con el proceso digestivo.
- La RC es una característica común entre diferentes ácaros, especialmente en los de especies taxonómicamente relacionadas.
- Contienen un panalérgeno potente: tropomiosina.

Clínica:

- Los síntomas de alergia que más frecuentemente producen son RCA y asma bronquial y además, puede desencadenar o agravar brotes de DA.
- Más raramente, pueden ocasionar anafilaxia por la ingestión de alimentos contaminados con ácaros o en pacientes sensibilizados a tropomiosina tras la ingesta de mariscos.

5.3. HONGOS

- Distribución amplia y ubicua, precisan de humedad y materia orgánica.
- Los principales hongos de interés alergénico son *Alternaria, Aspergillus* y *Cladosporium*. La sensibilización a sus esporas se asocia con mayor riesgo de desarrollo, persistencia y gravedad del asma bronquial.

Alternaria:

- Es un hongo de principalmente exterior. Sus esporas se pueden detectar durante todo el año, pero principalmente en primavera y verano (en nuestra zona, predominio estival).
- Es el hongo más implicado en patología alérgica IgE mediada (RCA y asma).

Aspergillus:

- Más frecuente en interiores.
- Ocupa el segundo lugar en importancia entre los hongos alergénicos. Responsable de la aspergilosis broncopulmonar alérgica (ABPA).

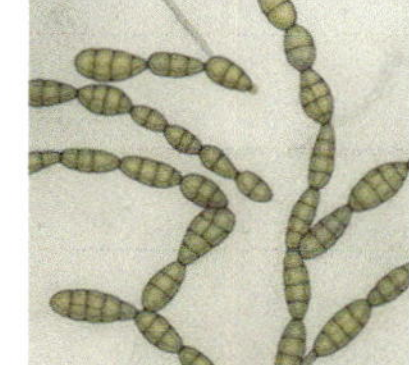

Esporas de Alternaria spp

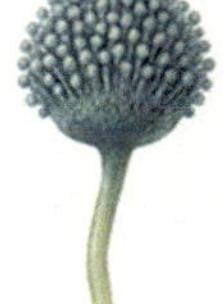

Esporas de Aspergillus fumigatus

5.4. EPITELIO DE ANIMALES

- Los animales más implicados son el gato y el perro.
- Los pacientes alérgicos a epitelios animales pueden presentar síntomas agudos a los pocos minutos de entrar en la vivienda donde habitan los animales (a diferencia de ácaros o cucarachas).

<u>Alérgenos:</u>

- La mayoría se encuentran en la caspa, en menor medida también están en el pelo, la saliva y orina.
- Se han identificado alérgenos específicos de cada animal y familias proteicas compartidas que explican la RC entre especies. Las lipocalinas son alérgenos importantes en mamíferos que muestran RC limitada entre diferentes especies.
- Pueden ocasionar síntomas sin estar los animales presentes porque:
  - o Se pueden transportar en la ropa de las personas.
  - o Persisten en el polvo de la vivienda semanas e incluso meses después de retirar el animal.
  - o Se asocian a partículas más pequeñas que las partículas fecales de los ácaros pudiendo permanecer suspendidos en el aire periodos más prolongados de tiempo.

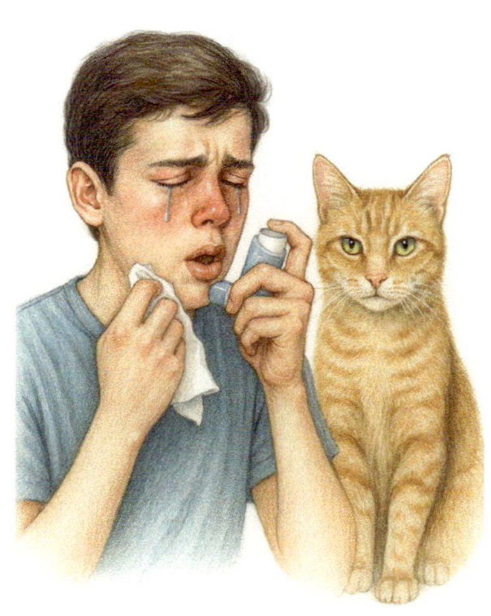

Los gatos son la principal causa de alergia por mamíferos. Los síntomas más frecuentes son rinoconjuntivitis y asma bronquial. Su alérgeno principal (Fel d1) se produce en las glándulas sebáceas y en la saliva y la principal fuente ambiental es la caspa

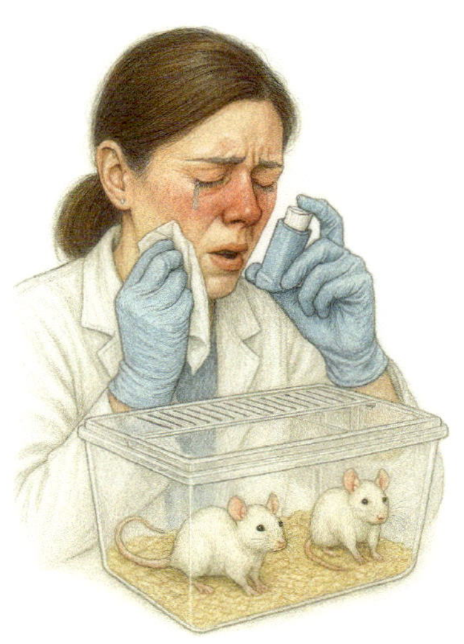

La alergia a roedores puede ocurrir en trabajadores de laboratorios. La orina es la principal fuente alergénica

1. CONCEPTO Y EPIDEMIOLOGÍA

- Es una RHS aguda, sistémica (afecta diferentes sistemas/órganos) y potencialmente mortal.
- Prevalencia estimada: 0,3-5,1%. Es una patología pobremente reconocida y tratada con frecuencia de forma inadecuada.
- En España hay una incidencia mayor en los niños de 0 a 4 años, siendo especialmente elevada durante los dos primeros años de vida.
- Su recurrencia, por la misma causa o una causa relacionada, se sitúa entre el 26 y 54 % de los pacientes.
- La anafilaxia bifásica es la aparición de nuevos síntomas tras el episodio inicial (1-72 horas después) sin que haya otra exposición al agente causal. Ocurre en el 4% de las reacciones anafilácticas.

2. CAUSAS

- Las causas más frecuentes son:
  - **Alimentos:** causa más frecuente en la población general y en la infancia. La mayoría de los afectados son adolescentes o jóvenes con alergia alimentaria conocida y con asma preexistente.
    - En los niños: huevo, leche, frutos secos, pescado y marisco.
    - En los adultos: frutos secos, pescados, mariscos y frutas.
  - **Fármacos:** causa más frecuente en adultos.
    1ª causa: antibióticos betalactámicos (dentro de estos, las penicilinas). 2ª causa: AINES.
    1ª causa de anafilaxia perioperatoria en España: antibióticos (dentro de estos, betalactámicos) y 2ª relajantes musculares.
    Otras causas frecuentes: otros antibióticos y los medios de contraste radiológicos.
    Debe tenerse en cuenta que cualquier fármaco puede provocar anafilaxia.
  - **Picaduras de himenópteros**.

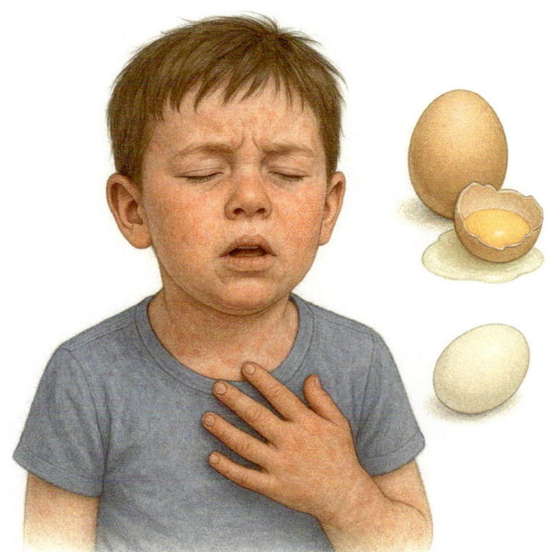

Los alimentos son la causa más frecuente de anafilaxia en niños y globalmente

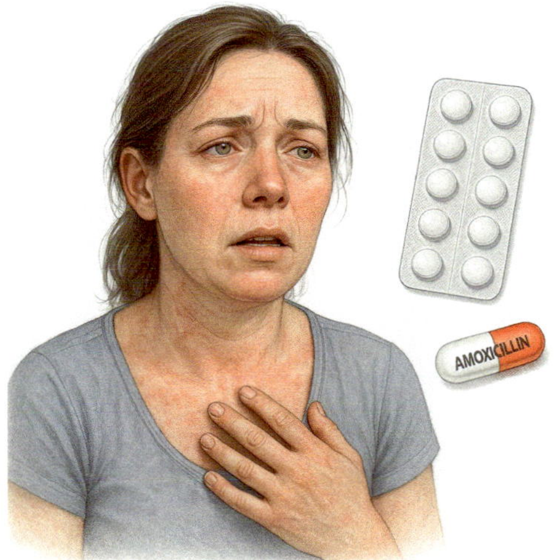

Los fármacos son la causa más frecuente de anafilaxia en adultos

- El látex constituye una causa a considerar en el medio hospitalario.
- Otra causa importante en España es la alergia a *Anisakis simplex*.
- Otras causas menos frecuentes: factores físicos y la anafilaxia idiopática.

3. FISIOPATOLOGÍA

Es una RHS. Los mecanismos subyacentes pueden ser:

- **Dependientes de IgE (RHS tipo 1):** es el mecanismo subyacente más frecuentemente relacionado → alergia alimentaria, a fármacos (principalmente B-lactámicos) y venenos.
- **Independientes de IgE,** incluyen:
  - o Activación de neutrófilos asociada a IgG.
  - o Activación del complemento.
  - o Inhibición de la ciclooxigenasa (COX) → HS cruzada a AINES.
  - o Activación directa de mastocitos → reacciones mediadas por la activación del receptor MRGPRX2 que se expresa predominantemente en mastocitos. Diversos fármacos actúan como agonistas de dicho receptor: relajantes neuromusculares, opiáceos, fluoroquinolonas, vancomicina (sd del hombre rojo) y contrastes radiológicos.

4. DIAGNÓSTICO

4.1 SOSPECHA CLÍNICA

Según los criterios de la Organización Mundial de Alergia (WAO, 2020), se debe sospechar una anafilaxia cuando tras exposición a un alérgeno potencial o conocido, aparece de manera aguda un sd rápidamente progresivo en cualquiera de estas dos situaciones:

1. Afectación de piel (>80%) y/o mucosas (urticaria, prurito, enrojecimiento, edema) junto con afectación de, al menos, otro órgano:
   - Respiratorio: disnea, sibilancias, estridor, hipoxemia.
   - Cardiovascular: ↓ tension arterial (TA) o síntomas asociados (hipotensión, síncope o incontinencia).
   - Digestivo: dolor cólico, vómitos.
2. Hipotensión o broncoespasmo o afectación laríngea, con/sin afectación cutánea.

Shock anafiláctico:

Ocurre cuando la anafilaxia asocia hipotensión (en adultos TA sistólica <90 mmHg o caída >30% respecto al valor basal) pudiendo asociar colapso, síncope o incontinencia.
Es un shock distributivo (por vasodilatación sistémica).

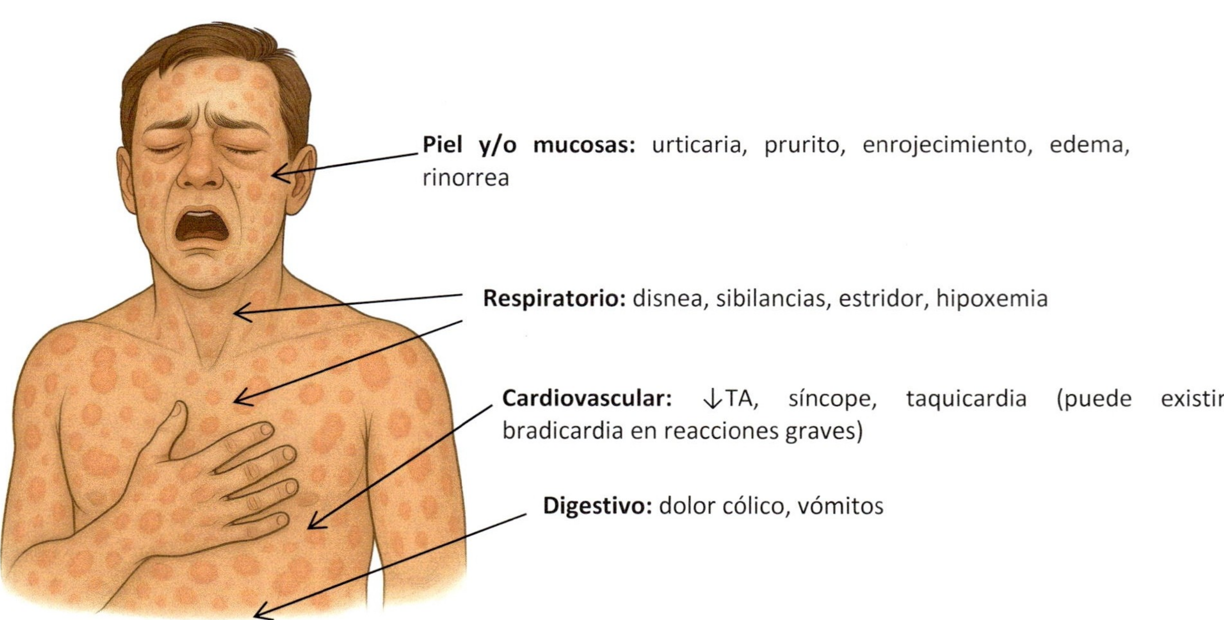

Manifestaciones inusuales: sensación de muerte inminente, cefalea, contracciones uterinas, sd de Kounis (sd coronario agudo inducido por una reacción alérgica sistémica)

4.2 EVALUACIÓN DE LA GRAVEDAD

Factores que asocian reacciones graves y mayor mortalidad:
- Edad avanzada.
- Presencia de patología respiratoria (especialmente asma).
- Antecedentes cardiovasculares asociados.
- Tratamiento con IECA o betabloqueantes.
- Mastocitosis.

Además, la gravedad de las reacciones alérgicas asociadas a alimentos se puede incrementar con la asociación a diversos cofactores (principalmente alcohol, ejercicio físico, AINEs).

En la evaluación inmediata del paciente con anafilaxia es fundamental seguir los protocolos ABCDE, que permiten evaluar la situación respiratoria, cardiovascular y el estado de conciencia del paciente.

4.3 DIAGNÓSTICO DIFERENCIAL

Las dudas diagnósticas más frecuentes son:
- Síncope.
- Crisis asmática.
- Ataque de pánico/ansiedad.
- Urticaria aguda generalizada.
- Aspiración de cuerpo extraño.
- Cuadros agudos cardiovasculares (infarto agudo de miocardio, tromboembolismo pulmonar) o neurológicos.

4.4 PRUEBAS DE LABORATORIO

<u>**Triptasa sérica:**</u>
- Es la prueba más útil para el diagnóstico de anafilaxia. Debe deteminarse en las 2 primeras horas (sin retrasar el tratamiento).

  En ocasiones, tras una anafilaxia, los niveles de triptasa pueden ser normales; esto no es infrecuente en la anafilaxia por alimentos (parece debido a una mayor implicación de los basófilos que la de los mastocitos).
- Es aconsejable repetir la determinación a las 24 horas para tener un nivel de triptasa basal. Esto tiene especial interés en pacientes con anafilaxia recurrente, o tras picadura de himenópteros (especialmente si cursa con hipotensión y/o ausencia de urticaria) por el riesgo asociado de **mastocitosis sistémica / sd de activación mastocitaria (SAMC) y/o α-triptasemia hereditaria**.

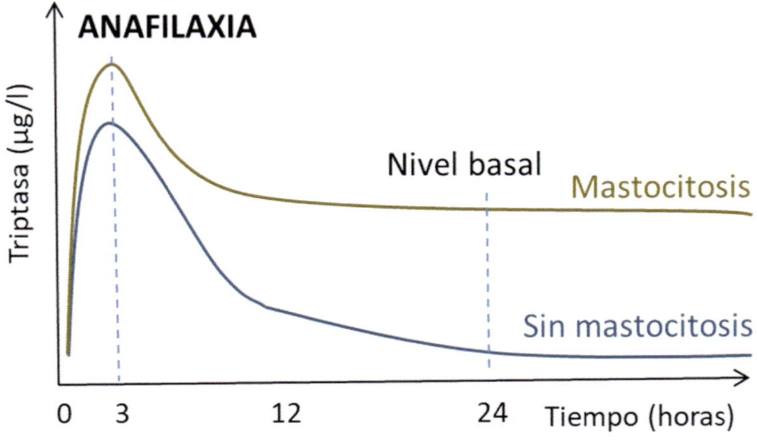

SAMC: grupo de enfermedades causadas por la activación y degranulación episódica y/o espontánea de los mastocitos. Los criterios diagnósticos son:
1. Síntomas en 2 o más sistemas compatibles con la liberación de mediadores mastocitarios.
2. ↑ de un marcador de activación mastocitaria durante un episodio sintomático: Triptasa o metabolitos en orina de 24 horas de histamina o prostaglandina D2 .
3. Respuesta al tratamiento antimediador.

Según sea la causa se clasifican en:
1. <u>Primarios:</u> cumplen criterios de clonalidad. Ej. **mastocitosis sistémica**, criterios diagnósticos de la OMS (necesario 1 criterio mayor y 1 menor o 3 criterios menores):

CRITERIO MAYOR	Infiltrados densos de > 15 mastocitos clonales en MO
CRITERIOS MENORES	- > 25% mastocitos morfológicamente atípicos en extensiones de MO - Mutación en el gen que codifica el receptor KIT* (o gen c-KIT) - Expresión del marcador CD2 y/o CD25 en mastocitos - ↑Triptasa sérica basal

MO: médula ósea; OMS: organización mundial de la salud. *Receptor de membrana del mastocito cuyo ligando es responsable del crecimiento, diferenciación y activación mastocitaria

2. <u>Secundarios</u> a otra patología: ej. enfermedades alérgicas, UC autoimmune
3. <u>Idiopáticos:</u> ej. urticaria, AE o anafilaxia idiopática, SAMC no clonal

α-triptasemia hereditaria:
<u>Patogenia:</u> autosómica dominante. Hay elevación persistente de triptasa en suero por una alteración genética en su síntesis (múltiples copias del gen que codifica la α-triptasa, aumenta su producción por mastocito sin aumento de estos).
<u>Clínica:</u> muchos son portadores asintomáticos pero se asocia con mayor riesgo de anafilaxia (especialmente en presencia de mastocitosis sistémica/SAMC).
<u>Diagnóstico:</u> sospecha por niveles persistentes de triptasa ↑. Confirmación por ddPCR.
- También está indicada la medición de triptasa en medicina legal para estudio post mortem.

5. TRATAMIENTO

El éxito del tratamiento de una reacción anafiláctica depende entre otros factores del reconocimiento temprano y el tratamiento precoz y enérgico.
Todo paciente que sufre una reacción anafiláctica debe ser monitorizado tan pronto como sea posible, aunque esto no debe retrasar el tratamiento inicial con adrenalina. La monitorización debe incluir: pulsioximetría, medición no invasiva de la TA y monitorización electrocardiográfica.

5.1 POSICIÓN DEL PACIENTE

- Los pacientes deben ser colocados tumbados y con las piernas elevadas, para aumentar el retorno venoso. En todo momento se debe asegurar y controlar la permeabilidad de la vía respiratoria aérea. Esta posición no es aconsejable en caso de vómitos o dificultad respiratoria. 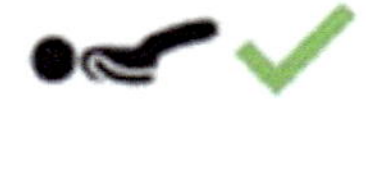
- En pacientes con problemas de la vía aérea o respiratorios es aconsejable una postura semirecostada. 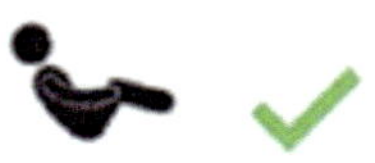
- Los pacientes que estén inconscientes, con respiración espontánea, deben ser colocados en decúbito lateral. Las mujeres embarazadas deben colocarse en decúbito lateral izquierdo para evitar la compresión aortocava.
- Deben evitarse los cambios posturales, en especial levantar al paciente, mantenerle en bipedestación o caminando, ya que pueden empeorar el compromiso hemodinámico. 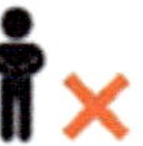

5.2 RETIRADA DEL ALÉRGENO IMPLICADO

- Suspender la administración de los fármacos sospechosos.
- Retirar el aguijón tras la picadura de una abeja.
- No intentar provocar el vómito, pero si retirar restos de alimento de la boca.
- Evitar productos de látex (guantes, sondas) si se sospecha alergia a este material.
- No retrasar el tratamiento (adrenalina …) si la evitación del alérgeno no es fácil.

5.3 FÁRMACOS Y OTRAS MEDIDAS TERAPEÚTICAS

Adrenalina (epinefrina)

Es el fármaco más eficaz y el tratamiento de elección en la anafilaxia. Debe administrarse de forma precoz, ya que mejora la supervivencia.

Efectos terapeúticos:
- Agonista α1 adrenérgico:
  - ↑vasoconstricción y resistencia vascular periférica.
  - ↓edema mucoso.
- Agonista β1 adrenérgico: efecto inotrópico y cronotrópico positivo.
- Agonista β2 adrenérgico:
  - ↑ broncodilatación.
  - ↓liberación de mediadores de la inflamación de mastocitos y basófilos.

Efectos adversos:
- <u>Frecuentes y transitorios</u> (pueden aparecer con dosis terapeúticas): inquietud, palpitaciones, temblor, ansiedad, miedo, mareos, cefalea, palidez.
- <u>Raros</u> (más frecuentes en caso de administración intravenosa (IV) o comorbilidad asociada): arritmias ventriculares, isquemia miocárdica, edema pulmonar, crisis de HTA, hemorragia intracraneal.

Vías de administración:
- La <u>vía intramuscular (IM)</u> es la vía de elección, debido a que se obtienen unas concentraciones plasmáticas más rápidas y altas que por vía subcutánea, y presenta un mayor margen de seguridad que la administración IV.
  El mejor sitio de administración es la cara anterolateral del muslo.
- Ante la presencia de estridor por edema laríngeo, junto a la adrenalina IM puede ser útil administrar adrenalina nebulizada sin diluir (3-5 mL de adrenalina 1 mg/mL).

Dosis recomendada:
- 0,01 mg/Kg (cada ampolla tiene 1 mg en 1 mL de solución acuosa).
- De forma aproximada si el peso es desconocido:
  - 1-5 años: 0,15 mg   = 0,15 ml
  - 6-12 años: 0,3 mg   = 0,3 ml
  - Adolescentes y adultos: 0,5 mg   = 0,5 ml
- Este tratamiento puede repetirse si es necesario cada 5-15 minutos.

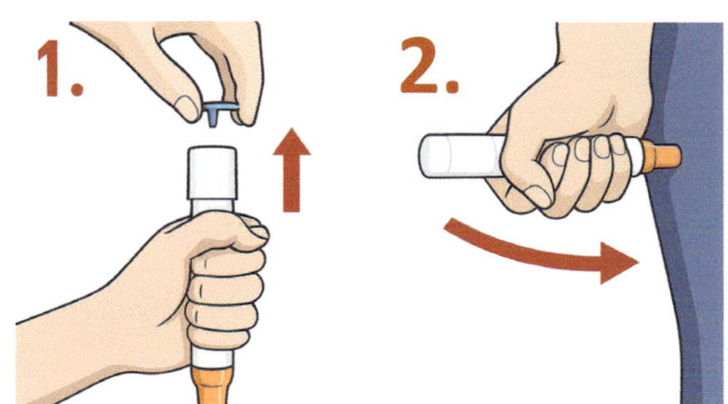

1. Tirar de la tapa de seguridad
2. Presionar firmemente la punta del autoinyector a la parte externa del muslo con un ángulo de 90º hasta oir el "clic"
   Mantenerlo unos 10 segundos

Contraindicaciones:
- No existen contraindicaciones absolutas para su uso ya que el riesgo de muerte y o complicaciones por evitarla supera significativamente al riesgo de efectos adversos.

Oxígeno

Debe administrarse de forma precoz. Se utilizarán mascarillas tipo Venturi a alto flujo o reservorio (FIO2 50-100%, 10-15 L/min). En niños 8-10 litros.

Reposición de líquidos

La solución salina isotónica es de elección en el inicio de la reposición.

Glucocorticoides y antihistamínicos

Son tratamientos de segunda línea, como terapia adyugante.

La acción terapéutica de los GC no es evidente hasta que trascurren varias horas, por eso NO son útiles en la fase aguda de la anafilaxia. Pueden ayudar a prevenir el desarrollo de reacciones bifásicas o prolongadas.

Los antihistamínicos son útiles para el control de la clínica cutánea.

Pacientes con broncoespasmo

Deben utilizarse broncodilatadores β-agonistas adrenérgicos de acción corta (salbutamol).

Pacientes en tratamiento con β bloqueantes

Pueden ser resistentes al tratamiento con adrenalina. En estos casos, está indicado glucagón (su acción inotrópica y cronotrópica no está mediada por los receptores β adrenérgicos).

Pacientes con hipotensión refractaria

Estaría indicada la dopamina.

5.4 ALTA DE URGENCIAS Y SEGUIMIENTO

Recomendaciones:

- Mantener tratamiento con antihistamínicos y GC orales entre 3 y 5 días.
- Plan de gestión para evitar una nueva reacción futura que incluya medidas de evitación del alérgeno sospechado.
- Los pacientes con riesgo de reacciones de anafilaxia deben llevar consigo autoinyectores de adrenalina. En la actualidad están disponibles tres dosificaciones: 0,15, 0,30 y 0,50 mg.
- Debe ser remitido de forma preferente a un especialista en Alergología.

Estudio alergológico:

Se recomienda dejar un intervalo de 4 semanas tras el episodio antes de iniciar el estudio, ya que existe un periodo de anergia en el que pueden darse falsos negativos (por la posible depleción transitoria de IgE$_e$ en su unión con el alérgeno).

Debe incluir:

1. <u>Historia clínica</u> orientada a alérgenos
2. Realización de <u>pruebas cutáneas</u> /IgE$_e$ frente a los alérgenos potencialmente implicados en el cuadro clínico.

   En caso de que la historia clínica no haga sospechar ningún alérgeno, se recomienda una batería estándar de alimentos (adecuada a los alérgenos más prevalentes en las diferentes zonas geográficas), panalérgenos (como LTP y tropomiosina), látex y *Anisakis*.

   Por la historia clínica, se podrá ampliar el estudio a otras causas más excepcionales, como la determinación de IgE$_e$ a alfa-gal (un oligosacárido) en casos de anafilaxia horas después de comer carne roja (sd alfa-gal)*.

   El <u>diagnóstico molecular</u> ha mejorado de forma notable el diagnóstico etiológico de anafilaxia.
3. Se debe reevaluar la evolución de las cifras de <u>triptasa sérica basal</u> (si persiste elevada descartar una mastocitosis sistémica).
4. Pueden ser necesarias las <u>pruebas de exposición</u> para confirmar la tolerancia a otros fármacos o alimentos alternativos a los que ha presentado la reacción.

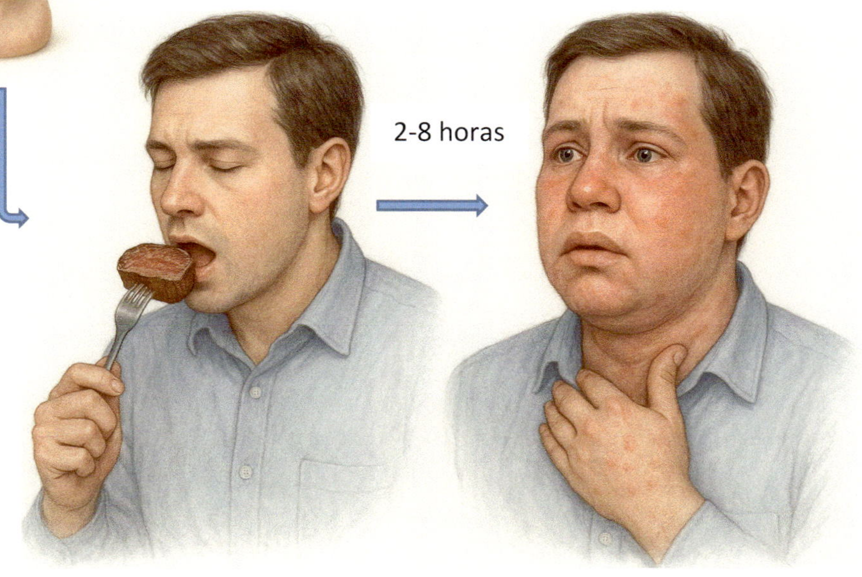

__Sd alfa-gal__
Reacciones anafilácticas tardías (2-8 horas) tras la ingestión de carne roja de mamíferos, principalmente poco cocinada. El retardo clínico es debido al proceso de digestión y absorción de glicolípidos y glicoproteínas con galactosa-α-1,3-galactosa (α-gal).
La sensibilización a α-gal ocurre principalmente a través de picaduras previas de garrapata (su saliva contiene α-gal)

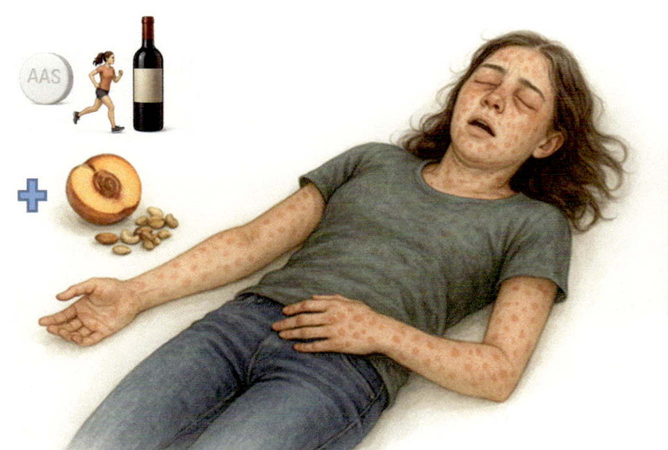

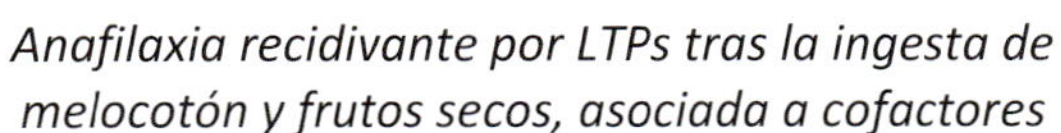

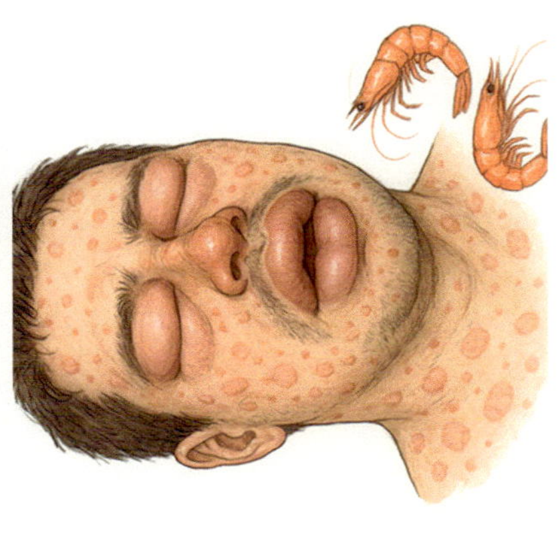

Anafilaxia recidivante por LTPs tras la ingesta de melocotón y frutos secos, asociada a cofactores

Anafilaxia por tropomiosina de crustáceos

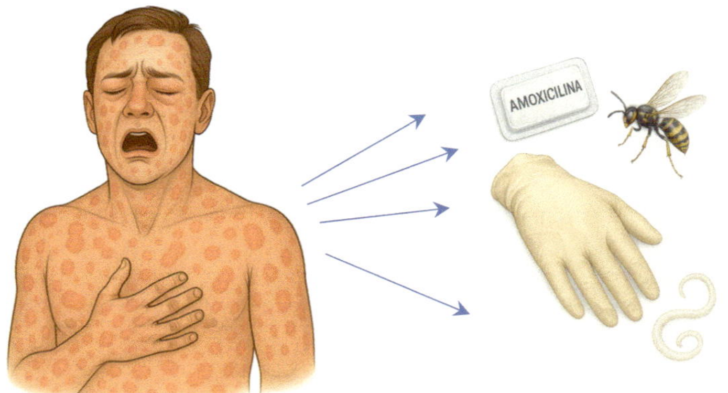

Anafilaxia: otras causas

GUÍA DE ACTUACIÓN EN ANAFILAXIA[1]

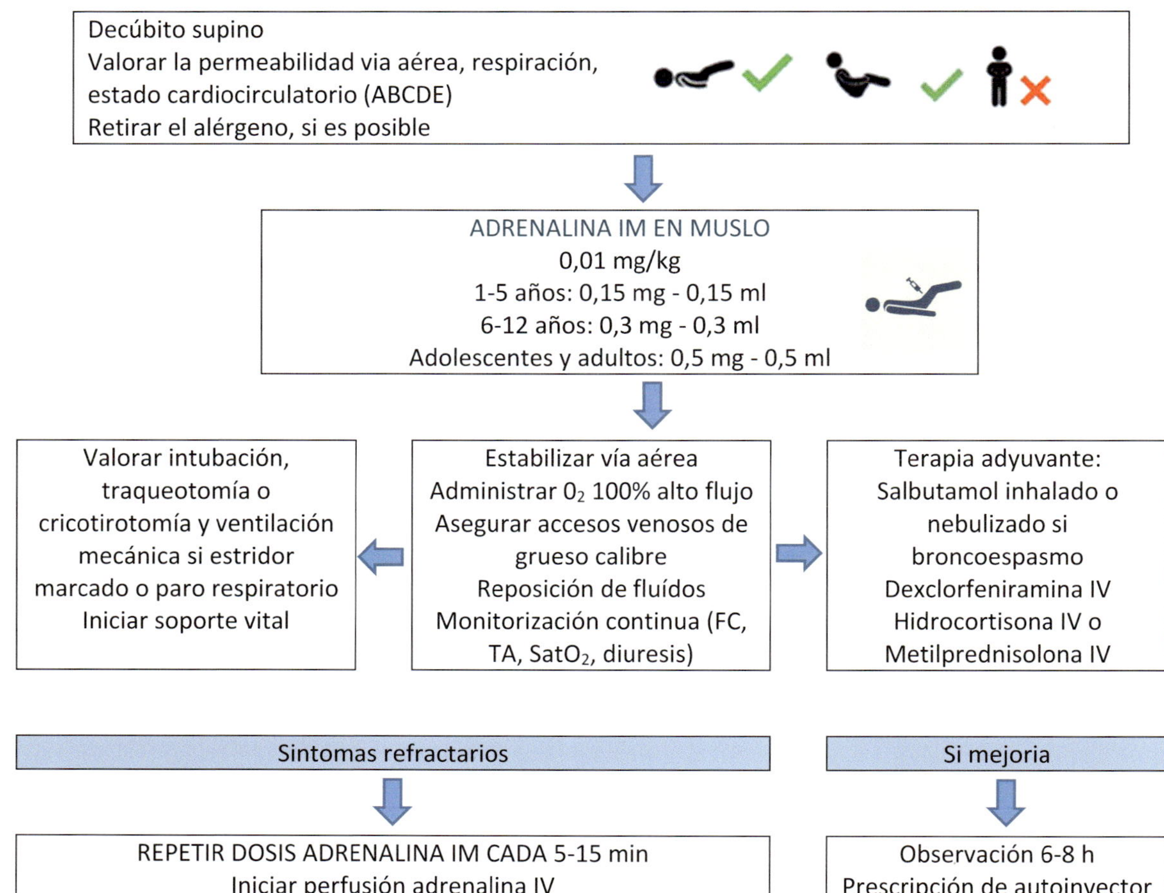

[1] *Cardona et al. Guía de actuación en anafilaxia: GALAXIA 2022. Disponible en: https://guiagalaxia.com/*

1. RINOCONJUNTIVITIS ALÉRGICA

- La rinitis alérgica (RA) es una enfermedad inflamatoria crónica de la mucosa nasal mediada por IgE, desencadenada por alérgenos inhalados.
- Es frecuente su asociación con:
  - Conjuntivitis alérgica (inflamación de la conjuntiva ocular) → la asociación de ambas se denomina rinoconjuntivitis alérgica (RCA).
  - Asma: 80% de los pacientes con asma presentan rinitis. Además, padecer rinitis agrava el asma y tratarla con GC intranasales mejora varios aspectos del asma. Ambas entidades son la expresión del mismo mecanismo inmunopatogénico, por lo que se engloban en el concepto de "vía respiratoria única", que implica una relación entre la gravedad y el control de ambas enfermedades.

1.1. CLÍNICA

- La RA se caracteriza por al menos uno de los siguientes síntomas: prurito nasal, estornudos en salva, rinorrea acuosa y obstrucción o congestión nasal.
  El prurito nasal y los estornudos son síntomas más específicos de la RA que de otros tipos de rinitis.
  La RA no suele presentar anosmia ni poliposis nasal.
  Puede clasificarse en: RA intermitente / persistente (>4 días a la semana y >4 semanas consecutivas); leve, moderada o severa; estacional (pólenes, hongos) o perenne (ácaros, cucarachas o epitelios).
- La conjuntivitis alérgica ocasiona enrojecimiento, lagrimeo, prurito y/o escozor ocular.

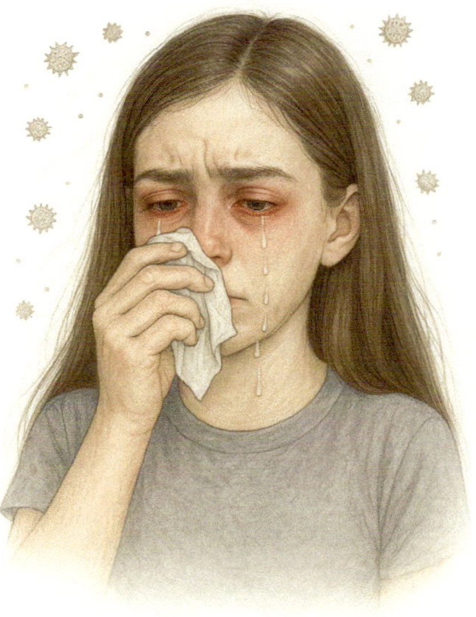

1.2. DIAGNÓSTICO

- Diagnóstico de sospecha de RA: son datos con un alto valor predictivo la historia familiar de alergia, la estacionalidad de los síntomas, la coincidencia de síntomas oculares y nasales y su relación con la exposición a aeroalérgenos.
- El diagnóstico RA, RCA o de asma alérgica se basará en la concordancia entre la historia clínica y el resultado de las pruebas diagnósticas.

Pruebas complementarias

- Las pruebas más eficientes en el diagnóstico de la rinitis son las pruebas alérgicas: la punción intraepidérmica con extractos alergénicos estandarizados y la determinación de IgE_e sérica frente a alérgenos, preferiblemente frente a alérgenos recombinantes.
- **Prueba de punción intraepidérmica o prick con extractos estandarizados**
  Es el método de elección por su alta sensibilidad, bajo coste y valoración inmediata.
  La batería estándar de aeroalérgenos empleados en nuestro medio debe incluir:
  - Pólenes: gramíneas, olivo, ciprés, plátano de sombra, *Salsola, Artemisia, Parietaria*
  - Ácaros: *Dermatophagoides pteronyssinus/farinae, Lepidoglyphus destructor*
  - Epitelios: gato, perro
  - Hongos: *Alternaria alternata, Aspergillus fumigátus*
  Se pueden añadir otros extractos según exposición o por prevalencia geográfica.

- **Determinación de IgE$_e$ frente a aeroalérgenos completos**
  Tiene el mismo significado que el prick, posee menor sensibilidad y mayor coste. Útil en pacientes con dermografismo o que toman antihistamínicos.
- **IgE$_e$ frente a componentes alergénicos**
  Permite discernir entre sensibilización primaria y RC en los pacientes polisensibilizados, mejorando la selección de la composición de la ITA.
  Algunos alérgenos importantes y específicos de una fuente alergénica e indicadores de idoneidad de ITA son:

Phl p 1 / Phl p 5	*Phleum pratense* (gramínea)
Ole e 1	*Olea europea* (olivo)
Fel d1	*Felix domesticus.*
Der p 1 / Der p 2 / Der p 23	*Dermatophagoides pteronyssinus* (ácaro más frecuente)
Alt a 1	*Alternaria alternata* (hongo más implicado en patología alérgica IgE mediada)

- **Prueba de provocación nasal / conjuntival / bronquial específica**
  Puede ser útil cuando existe discrepancia entre la historia clínica y los resultados de sensibilización obtenidos, aunque no se recomienda de forma rutinaria. Es la prueba de referencia para confirmar patología ocupacional.

1.3. TRATAMIENTO

SINTOMÁTICO

- **Antihistamínicos H1** de segunda generación (bilastina, cetirizina, desloratadina, ebastina …), orales o tópicos, mejoran los síntomas nasales y oculares. Son menos efectivos en la obstrucción nasal.
- **GC nasales** (budesónida, mometasona, fluticasona, ciclesonida y triamcinolona). Son fármacos superiores a los antihistamínicos orales y al montelukast para reducir los síntomas nasales y oculares.
  Hay combinaciones de antihistamínicos H1-GC intranasales con efecto más rápido y eficaz.
- Otros fármacos que pueden ser útiles: **ARLT (antagonistas de los receptores de leucotrienos: montelukast)** o cromonas (cromoglicato).

ITA

Subcutánea, sublingual o en liofilizados orales es eficaz y coste-efectiva en el tratamiento de la RA (también para tratar conjuntamente los síntomas del asma).

Puede modificar el curso natural de la enfermedad alérgica respiratoria, disminuyendo la frecuencia de aparición de asma y previniendo nuevas sensibilizaciones.

Consiste en la administración de dosis pequeñas y crecientes del material alergénico al que el paciente esta sensibilizado, con el objetivo de disminuir los síntomas en posteriores exposiciones. Debe administrase al menos 3 años.

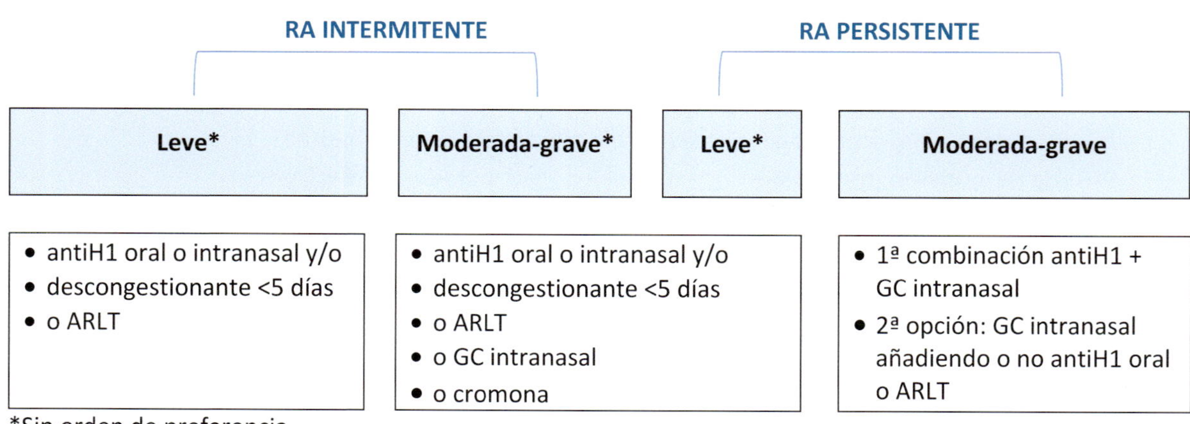

*Sin orden de preferencia

2. ASMA BRONQUIAL

2.1. CONCEPTO

* Síndrome que incluye diversos fenotipos clínicos que comparten manifestaciones clínicas similares, pero de etiologías probablemente diferentes.
* Enfermedad inflamatoria crónica de las vías respiratorias, donde participan distintas células y mediadores de la inflamación, condicionada en parte por factores genéticos, que cursa con hiperrespuesta bronquial y una obstrucción variable al flujo aéreo, total o parcialmente reversible, ya sea por la acción medicamentosa o espontáneamente.
* Las guías GEMA[1] (española) y GINA[2] (internacional) actualizan periódicamente su manejo.

2.2. FACTORES DE RIESGO

2.2.1. Factores asociados a la aparición de asma

FACTORES DEL HUÉSPED	FACTORES PRENATALES Y PERINATALES
• Atopia* • Hiperrespuesta bronquial • Rinitis • Menarquia temprana • Obesidad	• Neonato: muy bajo peso al nacer <1500 g, prematuridad, ictericia • Madre: obesidad, consumo de tabaco durante la gestación, preeclampsia, cesárea **Factores protectores:** mayor edad materna, lactancia, dieta (mediterránea de la madre, suplementos de vitamina D al lactante)

** La atopia personal y familiar es el factor de riesgo más importante para el desarrollo posterior de asma.*

FACTORES AMBIENTALES	FÁRMACOS
• Infecciones respiratorias • Tabaco / Contaminación ambiental **F. protectores:** vivir en una granja, exposición temprana a perros y gatos	• Paracetamol • Antiácidos • Terapia hormonal sustitutiva (estrógenos) • Antibióticos

2.2.2. Desencadenantes de síntomas o de agudizaciones de asma

F. AMBIENTALES	F. SISTÉMICOS	F. LABORALES
• Virus* • Aeroalérgenos • Polución: SO2, NO2, ozono, CO, partículas en suspensión • Irritantes inespecíficos • Tormentas eléctricas • Aire frío	• Fármacos: B-bloqueantes no selectivos (sistémicos –ej propranolol- y tópicos – ej timolol), AINES • Alérgenos alimentarios, sulfitos • Venenos • Ejercicio físico	Ver asma ocupacional

**La infección viral respiratoria aguda (especialmente por rinovirus) es el desencadenante más frecuente de crisis de asma (GINA 2025). Ocasiona crisis de instauración lenta a diferencia de la provocada por alérgenos, fármacos o emociones cuya instauración es rápida.*

2.2.3. Factores de riesgo de exacerbaciones
* Antecedente de exacerbaciones graves.
* Presencia de síntomas no controlados.
* No utilizar GCI o uso excesivo de medicación rescate: ≥ 3 inhaladores al año (≥ 2 inhalaciones al día).
* Inflamación tipo 2: eosinófilos en sangre/esputo aumentados, FE_{NO} elevada.
* Función pulmonar: FEV_1 basal bajo, reversibilidad con el broncodilatador.
* Problemas psicosociales, bajo nivel socioeconómico.
* Exposiciones: alérgenos, humo del tabaco, polución.
* Comorbilidades: obesidad, sd de apnea-hipopnea del sueño, rinosinusitis crónica, reflujo gastroesofágico, alergia alimentaria, embarazo.

---

[1]   *Guía española para el manejo del asma 2025 (GEMA).*
[2]   *Global Initiative for Asthma 2025 (GINA).*

2.3. PATOGENIA

- Pueden intervenir distintos tipos de RHS: tipo I (mediada por IgE), IV (mediada por células): IVa, IVb=asma T2-alta, IVc=asma neutrofílica, V, VI (asociada a obesidad) y VII (asociada a HS cruzada a AINES).
- Las células afectadas incluyen:
  - En fenotipos de asma T2 (que son los más frecuentes): ↑ linfocitos T (desequilibrio LTh1/LTh2, con predominio Th2), ↑ NK, ↓ linfocitos T reguladores, ↑ mastocitos y eosinófilos a nivel de vía aérea.
  - En fenotipos de asma grave no T2: pueden ↑ neutrófilos.
- Algunos pacientes pueden presentar remodelación de la vía aérea (engrosamiento de la capa reticular de la membrana basal, fibrosis subepitelial, hipertrofia e hiperplasia de la musculatura lisa bronquial, proliferación y dilatación de los vasos, hiperplasia de las glándulas mucosas e hipersecreción de moco) que se asocia a una progresiva pérdida de la función pulmonar.

2.4. DIAGNÓSTICO

2.4.1. Sospecha clínica

- **Síntomas guía:** sibilancias (el más característico), disnea, tos y opresión torácica. Son variables en tiempo e intensidad, de predominio nocturno y provocados por desencadenantes.
- Ningún síntoma o signo, sobre todo de forma aislada, es específico de asma.
- Factores de sospecha en anamnesis: atopia personal/familiar, historia de rinitis, DA, coincidencia con exposición a aeroalérgenos, estacionalidad.
- Exploración física: puede mostrar sibilancias en la auscultación (lo más característico). Pero una exploración normal NO descarta asma.

2.4.2. Diagnóstico confirmatorio de asma

El diagnóstico de asma se establece cuando hay:

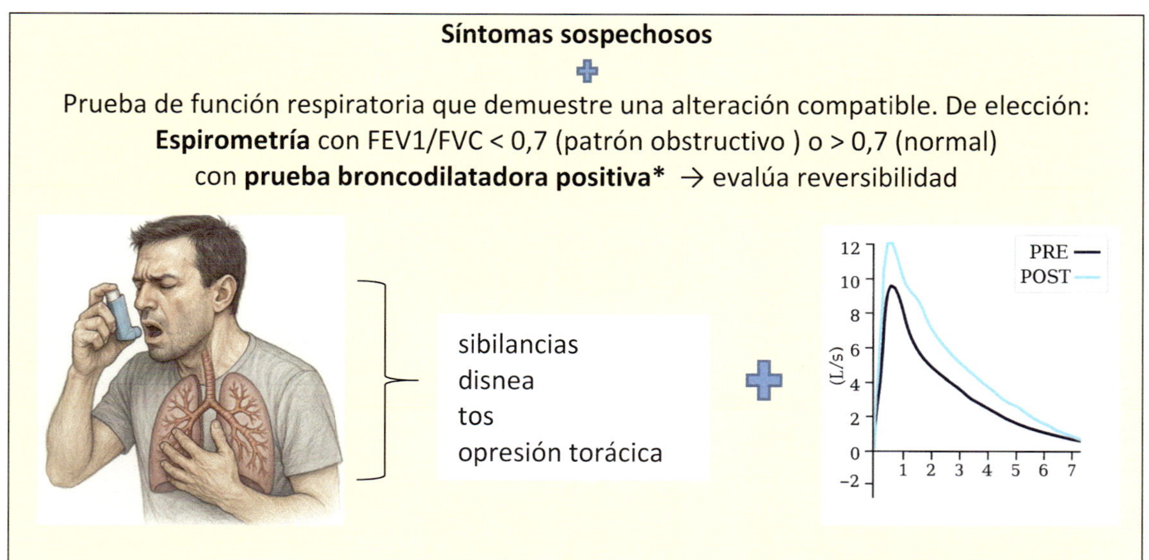

* ΔFEV1 ≥ 12% y ≥ 200 mL o Δ>10% FEV1 o FVC respecto al valor teórico de referencia

Si la prueba broncodilatadora es negativa también puede confirmarse con:
- Fracción exhalada de óxido nítrico (**FE$_{NO}$) >40 ppb** → medida no invasiva de inflamación bronquial del fenotipo-T2 (eosinofílica), ó
- Variabilidad domiciliaria del flujo espiratorio máximo (**PEF) >20%** → valora limitación variable del flujo aéreo espiratorio, ó

- Prueba de provocación bronquial inespecífica (**metacolina**, manitol ...) positiva: **↓FEV1 ≥20%** → valora la hiperrespuesta bronquial, ó
- **Normalización** del patrón obstructivo (FEV1/FVC <70%) **tras GC oral** 2-3 semanas

2.4.3. Estudio de la gravedad y control

2.4.3.1. Gravedad
- Se determinará en función de las necesidades mínimas de tratamiento de mantenimiento para lograr el control, clasificándose en: intermitente y persistente (leve, moderada o grave).
- No es una característica necesariamente constante y puede variar en el tiempo.

2.4.3.2. Control
Tiene dos componentes fundamentales que es conveniente identificar:
- **Control actual:** se recomienda utilizar cuestionarios validados de síntomas (preferiblemente el ACT y c-ACT y CAN en el niño).
  ACT =Test de Control del Asma en el adulto;   c-ACT = Childhood Asthma Control Test;   CAN= Control del Asma en el Niño.
- **Riesgo futuro:** ver factores de riesgo de exacerbaciones.

Para el control del asma se evalúan:
- Síntomas diurnos, limitación de actividades, síntomas nocturnos/despertares, necesidad medicación de alivio (rescate) (agonista b2 adrenérgico de acción corta), exacerbaciones.
- Función pulmonar: FEV1 o PEF.

2.5. ESTUDIO ALERGOLÓGICO

Está especialmente indicado cuando se sospeche que hay aeroalérgenos implicados en el desarrollo del asma o en sus exacerbaciones, así como cuando existan otras enfermedades atópicas asociadas. Las pruebas diagnósticas para determinar los alérgenos causantes son las mismas que las de la rinitis.

2.6. TRATAMIENTO

2.6.1. Medicamentos

Los fármacos para tratar el asma se clasifican:

- **Medicamentos de alivio o "de rescate":**
  - Agonistas β_2 adrenérgicos de acción corta (SABA) inhalados: salbutamol y terbutalina → Son los broncodilatadores más eficaces y rápidos en el tratamiento de la crisis asmática. Además, son de elección para prevenir la broncoconstricción inducida por el ejercicio físico (10-15 min antes).
  - Anticolinérgicos de acción corta inhalados: bromuro de ipratropio → indicados si existe intolerancia a SABA.
  - Combinaciones: formoterol + budesónida / beclometasona, salbutamol + beclometasona.

- **Medicamentos de control o mantenimiento**
  - GC inhalados (GCI) o sistémicos (se consideran como última opción).
  - Antagonistas de los receptores de los leucotrienos (ARLT): montelukast.
    → Tratamiento complementario en el asma leve y moderada, si no quieren o no pueden GCI o tienen rinitis alérgica asociada.
  - Agonistas β_2 adrenérgicos de acción prolongada (LABA): de ellos solo formoterol puede usarse como rescate o mantenimiento (terapia MART).
    Otros: salmeterol (1 inh/12h), indacaterol, vilanterol (ambos 1 inh/24h).
  - Antagonistas muscarínicos de acción prolongada (LAMA): Tiotropio, glicopirronio.
  - AC monoclonales:

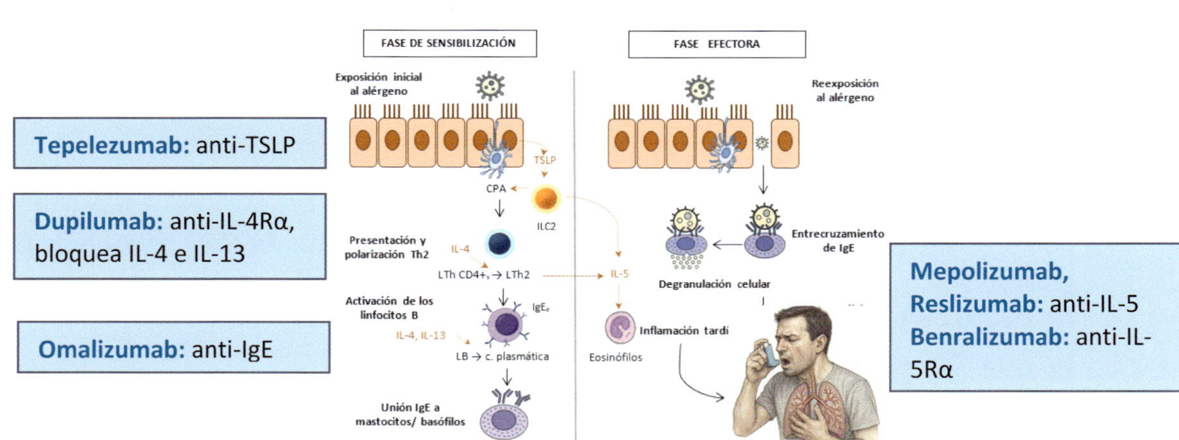

2.6.2. Evaluación y tratamiento de las crisis asmáticas

- Las pruebas diagnósticas para evaluar la gravedad de la crisis incluyen: espirometría (FEV1 o PEF), pulsioximetría y si esta objetiva una saturación de oxígeno <90-92% está indicada la gasometría arterial.
- Radiografía de tórax: suele ser normal. Solicitarla ante sospecha de neumonía, neumotórax o neumomediastino.

Evaluación de la gravedad de la crisis de asma

	Leve	Moderada	Grave	Vital
Disnea	↑	↑↑	↑↑↑	Respiración agónica / parada respiratoria
Habla	párrafos	frases	palabras	Ausente
Frecuencia Rs	↑	>20	>25	↓ / apnea
Sibilancias	Presentes			Ausentes
Uso de músculos accesorios	No	↑	↑↑	Movimiento paradójico toracoabdominal / No

	Leve	Moderada	Grave	Vital
FEV_1 o PEF	>70%	70-50%	<50%	No procede

pH	Normal, ↑ (alcalosis respiratoria e hipocapnia por hiperventilar)		Normal, ↓	↓↓ <7.30 (acidosis respiratoria o mixta)
SaO_2	Normal	<95%		<90%
PaO_2		<80		<60
$PaCO_2$		<40		>45

Tratamiento de las crisis de asma según su gravedad

Crisis leve PEF o FEV1 ≥ 70 %	Crisis moderada-grave PEF o FEV1 < 70 %	Crisis vital
Salbutamol + cámara 2-4 inh c/20 min durante la 1ª hora	-Oxígeno (FiO2 <40%) si Sat O2 <92% -Salbutamol + ipratropio en cámara o nebulizado -GC sistémicos (vo o iv) -GC inhalados -Considerar en las graves: Mg iv, salbutamol iv, VMNI	- Oxígeno -Salbutamol + ipratropio nebulizados - GC iv - Considerar: Mg iv, salbutamol iv, VMI

VMNI = ventilación mecánica no invasiva; VMI = ventilación mecánica invasiva.

2.6.3. Tratamiento de mantenimiento

- Si el asma ha estado controlada durante al menos 3 meses, el tratamiento de mantenimiento puede reducirse paulatinamente.

Escalones terapeúticos del tratamiento del asma en adultos

Asma intermitente	Asma persistente		
	Leve	Moderada	Grave

Tto de mantenimiento

- **Escalón 1**
- **Escalón 2** — GCI dosis bajas / o ARLT
- **Escalón 3** — GCI dosis bajas + LABA / o GCI dosis medias
- **Escalón 4** — GCI dosis medias + LABA / o GCI dosis medias + ARLT / + LAMA
- **Escalón 5** — GCI dosis altas + LABA / Si mal control, añadir: LAMA / ARL y/o azitromicina
- **Escalón 6** — =Escalón 5 + biológico* / Si fracaso: termoplastia endobronquial / Si persiste mal control: Corticoides VO/IM

A demanda

GCI + formoterol / o SABA (salbutamol o terbutalina)

o GCI + salbutamol

Considerar **ITA** en asma alérgico

Biológicos: Mepolizumab, reslizumab, benralizumab, dupilumab, tezepelumab

2.7. ASMA GRAVE

- Se caracteriza por la necesidad de precisar múltiples fármacos y a altas dosis para su tratamiento (escalones 5-6 de GEMA y 5 de GINA).
- El <u>asma grave no controlada (AGNC)</u> está ocasionada en un 50-80% a inadecuada adhesión o deficiente técnica de inhalación. En el 92% se asocia a comorbilidades o agravantes: enfermedad nasosinusal, reflujo gastroesofágico, obesidad, tabaco, fármacos (AINE, β-bloqueantes no selectivos, IECAS …).
- <u>Para fenotipar</u> el AGNC y realizar un tratamiento dirigido, se deben realizar: pruebas de alergia, eosinófilos en sangre, FE_{NO}, eosinófilos y neutrófilos en esputo (opcional). Hay 3 fenotipos:

T2 Alérgica	T2 Eosinofílica (fenotipo más prevalente)	No T2 (fenotipo menos prevalente)
Alergia a inhalantes	Rinosinusitis crónica/poliposis nasal, [1]EREA	Menor FEV1 y mayor atrapamiento Antecedente de tabaquismo
Base atópica	Alteraciones en el metabolismo del ácido araquidónico Prevalencia de atopia menor	Linfocitos Th1 y LTh 17 (infiltración neutrofílica o paucigranulocítica)
Eosinófilos ≥ 150 sangre/µL o >3 % en esputo o alergia a inhalantes o FE_{NO} ≥ 25 ppb		NO eosinofilia, alergia, NO↑ FE_{NO}, NO buena respuesta a GC Esputo: neutrofilia o paucigranulocítica
Escalones 5 y 6: GCI dosis altas + LABA + tiotropio		
Omalizumab → si alergia Mepolizumab, reslizumab, benralizumab → si ↑eosinófilos Dupilumab, tezepelumab		Azitromicina, Termoplastia o GC_{orales} Tezepelumab

Enfermedad respiratoria exacerbada por AINE (EREA) → Sd tríada ASA

Incluye: asma + idiosincrasia (HS cruzada) a AINES + rinosinusitis crónica con poliposis nasosinusal (RSCcPN).
Asocia mayor gravedad y peor pronóstico del asma.
Tratamiento de la RSCcPN: GC intranasales de forma continuada. En casos graves y exacerbaciones: ciclos cortos de GC orales. Si a pesar del tratamiento médico máximo hay mal control se recomienda la opción quirúrgica y si fracasa considerar biológicos.

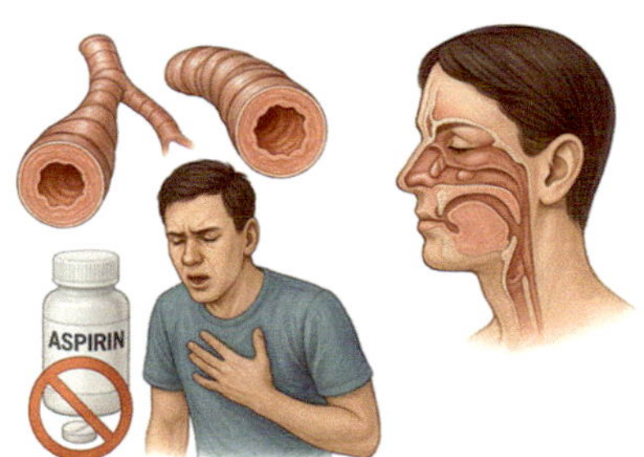

2.8. ASMA ALÉRGICA

- <u>Prevalencia</u>: en Europa ha aumentado progresivamente (7%) frente al asma no alérgico cuya prevalencia es menor y permacenece estable (3-4%)[1].
- <u>Diagnóstico</u>: requiere demostrar la sensibilización a un alérgeno y el desencadenamiento de la clínica tras la exposición a este. La FE_{NO} es un biomarcador útil en el asma alérgico (aunque debe interpretarse en le contexto clínico global).
- <u>Tratamiento específico</u>:
  - o Realizar medidas combinadas específicas de control ambiental
  - o Responde bien a GC
  - o ITA: indicada en escalones 1 a 4, si el asma está bien controlada, la sensibilización es clínicamente relevante y se utilizan extractos estandarizados. Debe administrarse al menos 3 años.

2.9. ASMA Y EMBARAZO

- Las ventajas de tratar activamente el asma durante el embarazo superan con creces los posibles riesgos de los medicamentos habituales para el asma.
- Por esta razón, el uso de medicamentos para lograr un buen control de los síntomas y prevenir las exacerbaciones está justificado, incluso cuando su seguridad durante el embarazo no se ha demostrado inequívocamente.
- El uso de GCI, betaagonistas o montelukast no se asocia con una mayor incidencia de anomalías fetales. La budesonida es el GCI con más datos de seguridad, sin embargo las últimas guías priorizan la continuidad en el tratamiento de control del asma.

2.10. ASMA OCUPACIONAL

Es el asma inducida por la exposición laboral, causada por agentes que se encuentran exclusivamente en el lugar de trabajo.
Tipos:

- **Inmunológica:** → deben ser apartados de la fuente de exposición.
  - o <u>Agentes de alto peso molecular</u> (harinas, enzimas vegetales, látex…): son los más frecuentes, asocian un asma alérgico típico, con rinitis y conjuntivitis.
  - o <u>Agentes de bajo peso molecular</u> (Anhídridos y diisocianatos -industria del plástico-, maderas …): cursa con mayor hiperreactividad bronquial y mayor gravedad.
- **No inmunológica**: inducida por <u>irritantes</u> (lejía, gases …) → pueden continuar en el trabajo, tomando medidas.

---

[1] *Backman H et al. Increased prevalence of allergic asthma from 1996 to 2006 and further to 2016-results from three population surveys. Clin Exp Allergy. 2017 Nov;47(11):1426-1435. doi: 10.1111/cea.12963*

3. ASPERGILOSIS BRONCOPULMONAR ALÉRGICA

3.1. CONCEPTO Y PATOGENIA

- La ABPA es una enfermedad respiratoria debida a una RHS (intervienen RHA tipo I, III y IV) causada por la colonización bronquial por *Aspergillus fumigatus.* No es una infección.
- Afecta a huéspedes susceptibles (fundamentalmente pacientes con asma y/o con fibrosis quística).
- Se considera una variante especialmente grave del asma alérgica T2.

3.2. DIAGNÓSTICO

Los criterios diagnósticos incluyen:

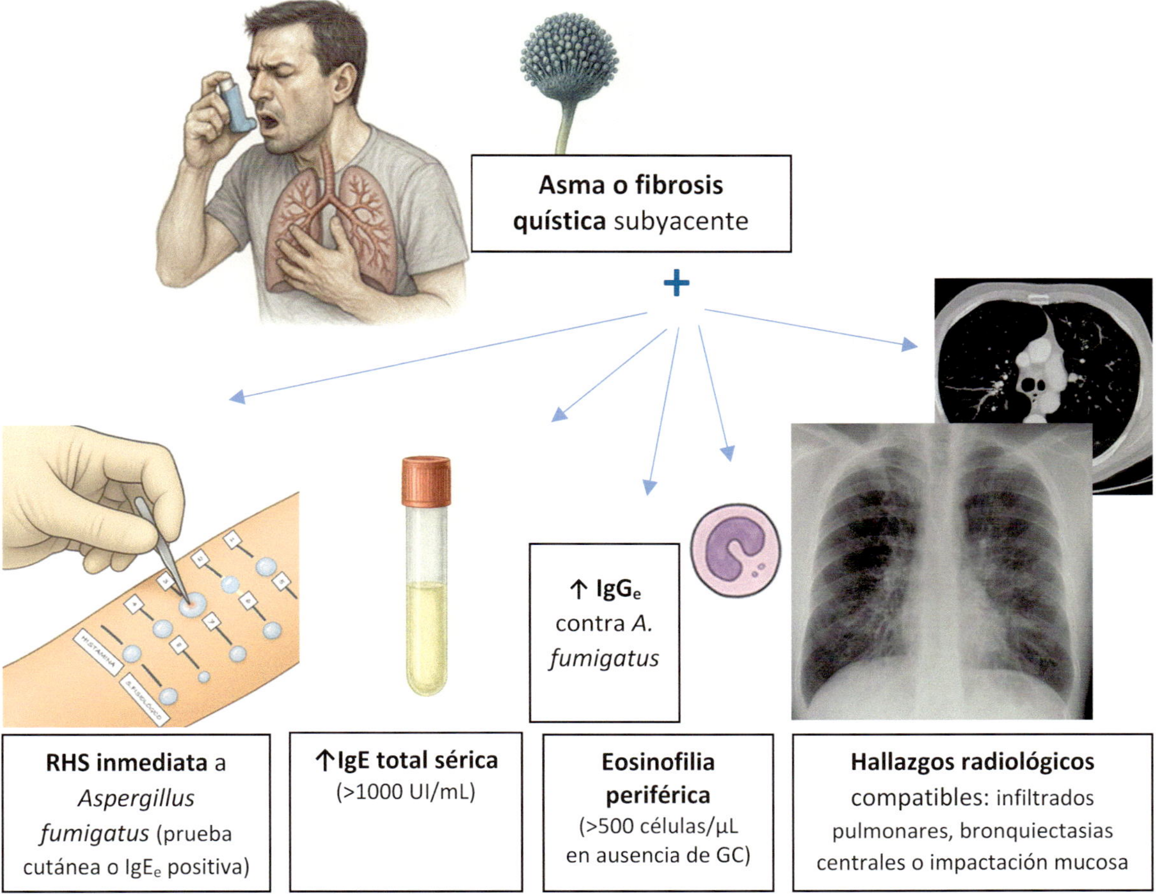

3.3. TRATAMIENTO

- Los GC sistémicos constituyen el pilar de su tratamiento.
- Se aconseja añadir itraconazol o voriconazol para reducir la carga fúngica.

4. NEUMONITIS DE HIPERSENSIBILIDAD

- Es una enfermedad pulmonar intersticial inmunomediada causada por la exposición por inhalación a compuestos de bajo peso molecular, que se presenta en individuos susceptibles.
- Puede presentarse de dos formas: NH aguda o no fibrótica, predominantemente inflamatoria y NH crónica o fibrótica.

4.1. ETIOPATOGENIA

- Participan RHS tipo III (inmunocomplejos) en la fase aguda de la enfermedad y tipo IVa (neumonitis intersticial granulomatosa mediada por células) en la fase crónica.
- Es necesaria cierta susceptibilidad del huésped (solo desarrollan la enfermedad un pequeño porcentaje de los expuestos).
- El tabaquismo activo se asocia con menor riesgo de desarrollar NH.

4.1.1. Ag orgánicos

Pulmón del cuidador de aves (el más frecuente)	Por inhalación de proteínas aviares (plumas, excrementos, suero) en criadores de palomas y otras especies. También presentes en edredones de plumas, almohadas,etc.
Moho (2ª en frecuencia)	Presente en humedades. *Aspergillus, Cladosporium, Penicilium*
Pulmón de granjero	Por heno enmohecido con bacterias termófilas
Espartosis o estipatosis	Por el polvo de esparto, agente *Thermophile actinomycetes*
Pulmón del jacuzzi	*Mycobacterium avium* complex
Bagazosis	Caña de azúcar con *Thermoactinomices*
Suberosis...	Polvo de corcho (hongos)

4.1.2. Sustancias químicas de bajo peso molecular

Isocianatos (usados en pinturas, adhesivos ...), acrilatos (usados en producto dentales ...).

4.2. DIAGNÓSTICO

La historia clínica es esencial incluyendo la evaluación de la exposición a Ag sospechosos.
Apoyarán el diagnóstico una radiología y espirometría compatibles, la mejoría tras la supresión de la exposición al Ag y la positividad de la IgG$_e$ frente al Ag.
En aquellas situaciones en las que no se alcanza un diagnóstico podrían estar indicadas la prueba de provocación bronquial específica con Ag, la broncoscopia con lavado broncoalveolar y la biopsia transbronquial.

4.2.1.Clínica

- La disnea y la tos son los síntomas más comunes. También pueden tener pérdida de peso.
- En la NH aguda los síntomas aparecen típicamente entre 4-8 horas tras la exposición al Ag, con inicio abrupto de fiebre, malestar general, disnea y tos.
  En la analítica: podemos encontrar leucocitosis con neutrofilia y ↑VSG/PCR.
  NO hay aumento de IgE ni eosinofilia (porque no participa una RHS tipo I ni IVb).

4.2.2.Exploración funcional pulmonar

- Espirometría: la restricción es la anomalía más común (en particular la FVC).
- Difusión: ↓ de la capacidad de difusión del monóxido de carbono (DLCO).

4.2.3. Rx tórax

- En la forma aguda muestra hallazgos inespecíficos, pudiendo ser normal.
- La forma crónica revela predominantemente un patrón de tipo reticular y también un patrón de panal, de predominio en campos medios y superiores.

4.2.4. IgG$_e$ frente a Ag sospechosos

- Su presencia no confirma ni su ausencia descarta. Únicamente indica exposición previa al Ag.

4.2.5. Tomografía computerizada de alta resolución (TACAR)

- Desempeña un papel esencial en el diagnóstico y evaluación pronóstica de la NH.
- <u>Forma aguda:</u> aparecen áreas parcheadas en vidrio deslustrado y nódulos centrolobulillares.
- <u>Formas crónicas:</u> Pueden aparecer signos de fibrosis como bronquiectas de tracción y patrón en panal.

4.2.6. Lavado broncoalveolar (LBA)

- Linfocitosis muy marcada >30% (inusual en otras enfermedades como la fibrosis pulmonar idiopática o la sarcoidosis).
- Sobre todo a expensas de CD8+, con ↓ CD4+/CD8+ (aunque puede ser variable).

4.3. TRATAMIENTO

Evitar la exposición a los agentes implicados y si no mejora el tratamiento de primera línea son los GC sistémicos.

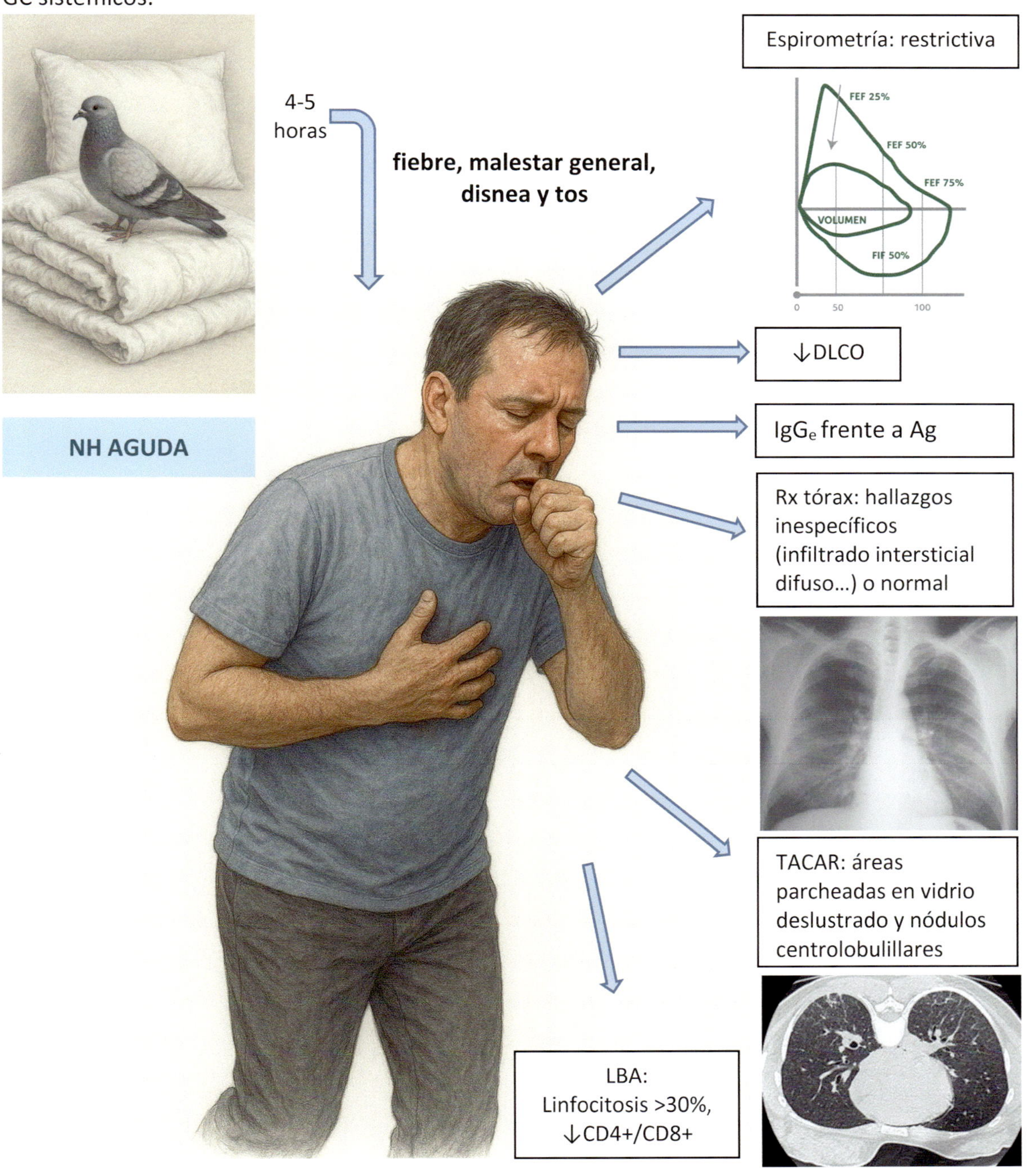

1. URTICARIA

1.1. CONCEPTO

Afección cutánea muy común que se caracteriza por el desarrollo de habones, angioedema (AE) o ambas (50 % de los casos).

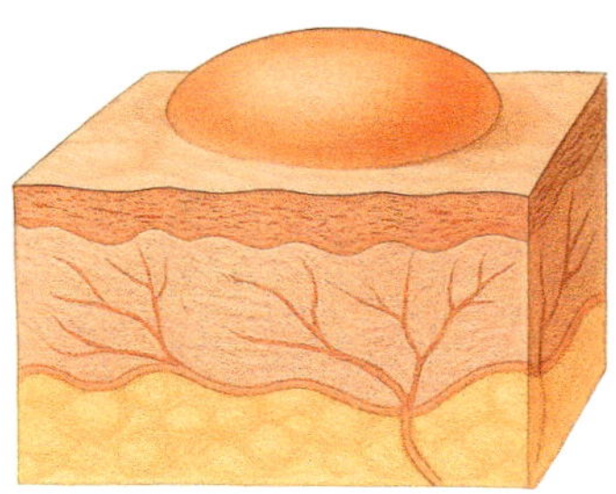

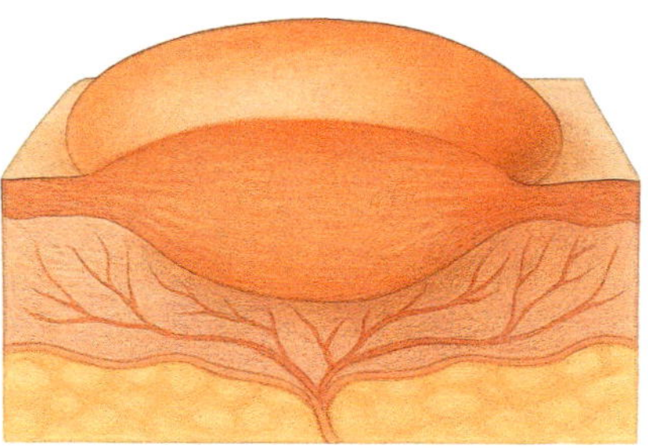

Habón	**AE**
Se localiza en la dermis superficial, dura menos de 24 horas y es pruriginoso	Edema transitorio, localizado en el tejido dérmico profundo, subcutáneo o submucoso, de resolución más lenta (puede varios días)

1.2. ETIOLOGÍA Y CLASIFICACIÓN[1]

Aguda < 6 semanas	Crónica (UC) > 6 semanas	
• Infecciones (lo más frecuente en niños) • Fármacos • Alimentos • Picaduras • Causas físicas • Idiopática	**Espontánea (UCE)**	**Inducible** desencadenante específico
	• Idiopática: 80-90% de las UC • Causa conocida: infección ...	• **Dermografismo:** Urticaria física más frecuente • **Colinérgica:** pequeños habones muy pruriginosos en tronco y región proximal de extremidades. Inducida por ejercicio físico y sudoración. Más frecuente en jóvenes • Por presión retardada, frío, vibración, calor local solar, acuagénica

1.3. DIAGNÓSTICO

- <u>Historia clínica</u>: el diagnóstico de urticaria es clínico. Se investigará la relación con alimentos, fármacos y agentes físicos y respuesta al tratamiento realizado.
- <u>En urticarias agudas</u> no son necesarias pruebas complementarias salvo sospecha de alergia (pruebas intraepidérmicas y/o IgE_e).
- <u>En UC espontánea</u>: hemograma, pruebas de función hepática, PCR y/o VSG, AC antitiroideos, IgE total.
- <u>Otras pruebas según sospecha clínica</u>: pruebas alérgicas, biopsia - urticaria vasculitis (tienden a persistir más de 24 horas), test del cubito de hielo - urticaria por frío ...
- <u>Diagnóstico diferencial</u>: debe diferenciarse de otras afecciones médicas donde se presentan habones, AE o ambos (anafilaxia, sd autoinflamatorios, urticaria vasculitis o AE por bradicinina).

1.4. TRATAMIENTO

- **Antihistamínicos de 2ª generación** (cetirizina, loratadina, bilastina, ebastina ...).
  No tienen paso hepático → cetirizina y bilastina.
  Recomendados en embarazadas → cetirizina y loratadina.

[1]   Zuberbier et al. The international EAACI/GALEN/EuroGuiDerm/APAAACI guideline for the definition, classification, diagnosis, and management of urticaria. Allergy 2022 Mar;77(3):734-766. doi: 10.1111/all.15090.

Los antihistamínicos de 1ª generación:

Tienen más efectos adversos (sedación y efectos anticolinérgicos).

Incluyen: dexclorfeniramina (único antihistamínico disponible en inyectable) e hidroxicina.

- **Omalizumab** (AC monoclonal anti-IgE): indicado añadirlo a los antihistamínicos de 2ª generación si la UC no se controla en 4 semanas a dosis altas de estos (hasta 4 veces).

- **Ciclosporina:** valorar solo si la UC es refractaria a los tratamientos anteriores.

Esquema del tratamiento por etapas de la UC según respuesta

1º Antihistamínico de 2ª generación
   → 2º ↑ dosis (hasta 4 veces) de antihistamínico de 2ª generación
      → 3º Omalizumab
         → 4º ↑ dosis omalizumab y/o acortar el intervalo de su administración
            → 5º Valorar ciclosporina

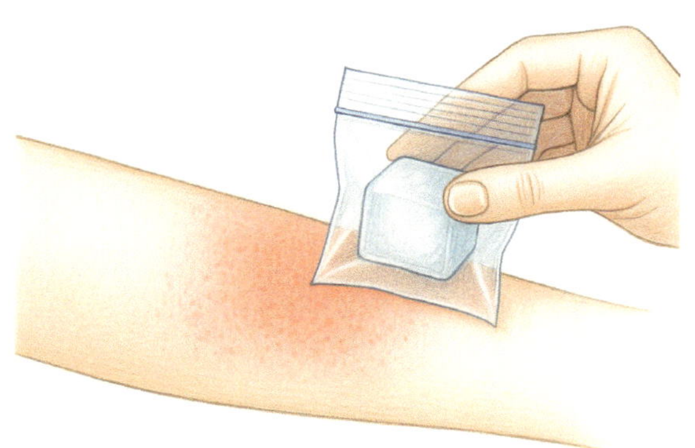

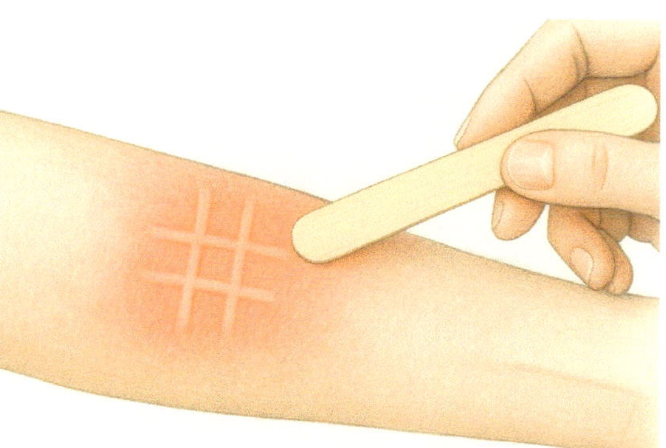

Prueba del cubito de hielo
indicada en el estudio de la urticaria por frío

Dermografismo

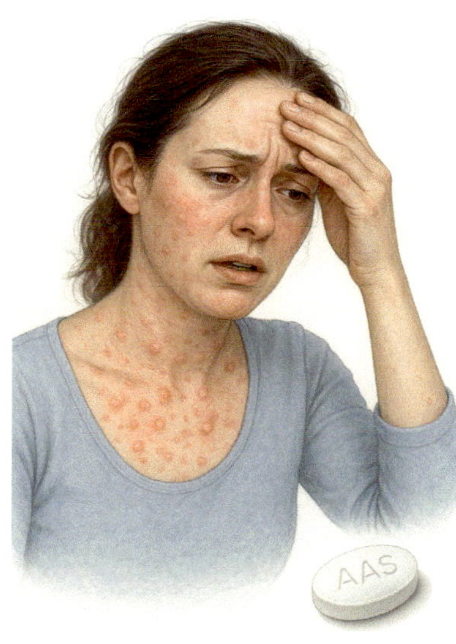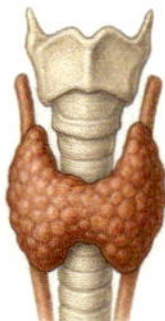

Urticaria crónica
- *Uno de los trastornos crónicos de la piel más comunes*
- *80-90% son idiopáticas -40-50% asocian un mecanismo autoinmune-*
- *Ligeramente más frecuente en mujeres entre 30 y 50 años*
- *Factores desencadenantes: AINES (20-30% tienen exacerbaciones tras tomarlos) y factores psicosociales*

2. ANGIOEDEMA SIN HABONES

2.1. CLASIFICACIÓN SEGÚN MEDIADORES VASOACTIVOS

	AE HISTAMINÉRGICO (es el más frecuente)	AE NO HISTAMINÉRGICO o BRADICINÉRGICO
Mediador principal	Histamina (de mastocitos y basófilos)	Bradicinina
Prurito	Si	NO
Tratamiento	Responde a GC, antiH1, adrenalina, omalizumab	NO responde a GC, antiH1 y adrenalina C1 inhibidor, icatibant
Causas	Alérgenos (alimentos, fármacos …) HS no mediada por IgE (ej. AINEs) Idiopático	Deficit/alt funcional del C1-inhibidor Fcos: IECAS, estrógenos, gliptinas Idiopático

2.2. AE MEDIADO POR BRADICININA HEREDITARIO

- AEH por déficit del C1 inhibidor (C1-INH)

Se debe a mutaciones en el gen del C1-INH (SERPING1). Herencia autosómica dominante.

Tipo I (85%): ↓ niveles del C1-INH (déficit cuantitativo).

Tipo II: deficiencia funcional del C1-INH (cualitativa) con niveles normales.

- AEH con C1-INH normal

No hay alteraciones del gen C1INH, lo producen varias mutaciones, una de ellas afecta al gen F12 (que codifica el FXII de la coagulación), predomina en mujeres y el fenotipo más frecuente es estrógeno-dependiente (se desencadena solo en estados hiperestrogénicos: anticonceptivos hormonales y embarazo).

2.3. AE MEDIADO POR BRADICININA ADQUIRIDO

- Déficit del C1-INH por autoAC que ocasionan un catabolismo rápido frente a C1-INH:

- Trastornos hematológicos o linfoproliferativos.

- Fármacos que inhiben el metabolismo de la bradicinina:

- **En HTA**: inhibidores de la enzima convertidora de angiotensina (IECAs: captopril, enalapril …). Los ataques de AE suelen afectar a facial, labios, lengua y estructuras de la vía aérea superior.
- **En diabetes mellitus:** Inhibidores de la dipeptidilpeptidasa IV (DPPIV) (gliptinas).

2.4. DIAGNÓSTICO

- **Historia clínica:** deben investigarse las características (asociado o no a urticaria o prurito …) y localización del AE (si es abdominal puede ser doloroso…), la recurrencia, la historia familiar de AE, la respuesta a antihistamínicos, GC, adrenalina y/o omalizumab, la toma de fármacos que pueden desencadenar o empeorar un AE (IECAs, AINEs, estrógenos, gliptinas), posibles alérgenos implicados.
- **Pruebas cutáneas / IgE$_e$** con alérgenos sospechosos.

> *Sospecha de AE hereditario: brotes recurrentes de AE sin urticaria, con falta de respuesta a antiH1, GC y/o adrenalina, a veces abdominalgia recurrente y antecedentes familiares de AE*

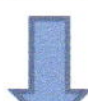

- **Estudiar el complemento** (C1-INH, función C1-INH y C4).
- Valorar **estudios genéticos**: gen SERPING1, gen F12 …

	C1-INH	Actividad C1-INH	C4	C1q
AEH por déficit del C1-INH tipo 1	↓	↓	↓	N
AEH por déficit del C1-INH tipo 2	N/↑	↓	↓	N
AEH con C1INH normal	N	N/↓*	N	N
AE adquirido por autoAC	↓/N	↓	↓	↓
AE adquirido por IECAs	N	N	N	N

*Durante los estados hiperestrogénicos o ataques

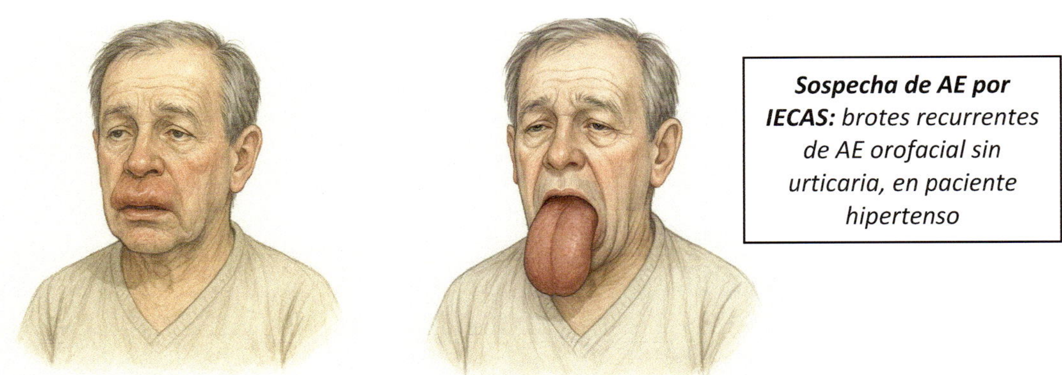

2.5. TRATAMIENTO

AE Histaminérgico: igual que en la urticaria.

AE no Histaminérgico:

Tratamiento de los ataques agudos:

- o Reemplazar la proteína C1-INH deficitaria o disfuncional: **C1 inhibidor IV.**
- o Bloquear los receptores tipo 2 de bradicinina: **icatibant** (subcutáneo).
- o Inhibir la calicreína: ecalantida (no autorizado actualmente en Europa).

Profilaxis a corto plazo: Previo a procedimientos quirúrgicos o dentales que inducen ataques de AE.

- o 1ª línea: **C1 inhibidor IV.**
- o No está indicado utilizar icatibant por su vida media corta (1,5 h).

Profilaxis a largo plazo:

- o 1ª elección: **C1 inhibidor IV**
- o También de 1ª línea de tratamiento: **Lanadelumab** (AC monoclonal) y **berotralstat** (vía oral), actúan contra la calicreína plasmática.
- o De 2ª línea: andrógenos atenuados (danazol), antifibrinolíticos (ácido tranexámico).

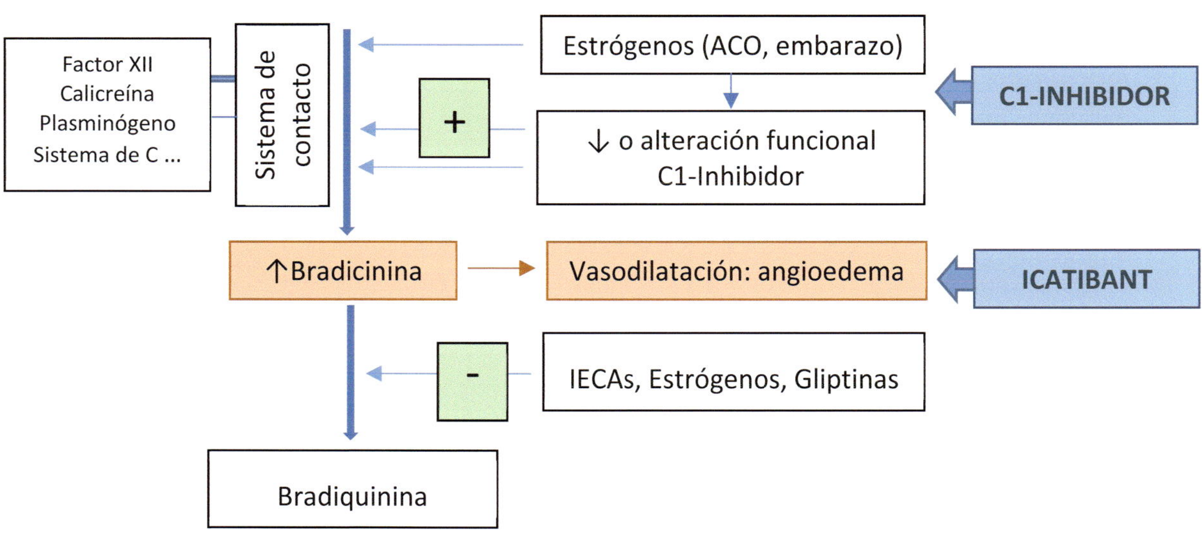

3. DERMATITIS ATÓPICA

3.1. CONCEPTO Y FISIOPATOLOGÍA

Enfermedad inflamatoria crónica de la piel más común a nivel mundial, de etiología multifactorial, que se caracteriza por la presencia de lesiones eccematosas, piel seca y prurito.

Factores genéticos:

- Casi 2/3 de los casos existe predisposición familiar (antecedentes familiares de enfermedades atópicas como DA, asma o rinitis alérgica).
- Herencia poligénica, afectando a genes relacionados con la función de la barrera cutánea (ej. filagrina, proteína que mantiene la integridad y función de la barrera cutánea) y la regulación inmunológica (IL-4R, IL-13, JAK1).

Alteraciones del sistema inmunitario:

- Los linfocitos T tienen un papel central en la DA:
    - 80% se asocia a rinoconjuntivitis y asma bronquial, ↑IgE total y eosinofilia por un predominio en la respuesta inmunitaria de los linfocitos Th2 (DA endotipo T2). Participan RHS tipo I y IVb.
    - Además, hay endotipos de DA con participación de respuesta T1 por linfocitos Th1 (RHS tipo IVa) y T3 por linfocitos Th17 (RHS tipo IVc).
- Hay afectación de la barrera epitelial (RHS tipo V) y pueden participar una RHS tipo VII.

Factores ambientales o de exposición:

- Se ha observado influencia en la DA al modificar la carga antigénica:
    - La eliminación de los ácaros del polvo doméstico asocian mejoría clínica de la DA.
    - En pacientes alérgicos a polen hay exacerbaciones estacionales de DA.
- El papel de la alergia alimentaria es controvertido: es frecuente la detección de IgE_e a alimentos que toleran. En otros casos, la mejoría de los síntomas tras una dieta de exclusión estricta apoya esta posibilidad.

Infecciones:

- La colonización epidérmica por *Staphylococcus aureus* es mayor en los atópicos y contribuye a mantener y agravar la inflamación.

3.2. CLÍNICA

Manifestaciones cutáneas características: Eccema agudo, subagudo o crónico de distribución típica, prurito (síntoma capital) y xerosis. Evolución crónica.

Estigmas atópicos: doble pliegue palpebral, eritema facial, queilitis descamativa en labios …

Complicaciones: impetiginización (infección por estafilococos), infección por VHS, eritrodermia.

Fases: es mucho más frecuente en los niños y la mayoría se resuelve en la adolescencia. Cuando se manifiesta en la edad adulta suele ser de forma más crónica y grave.

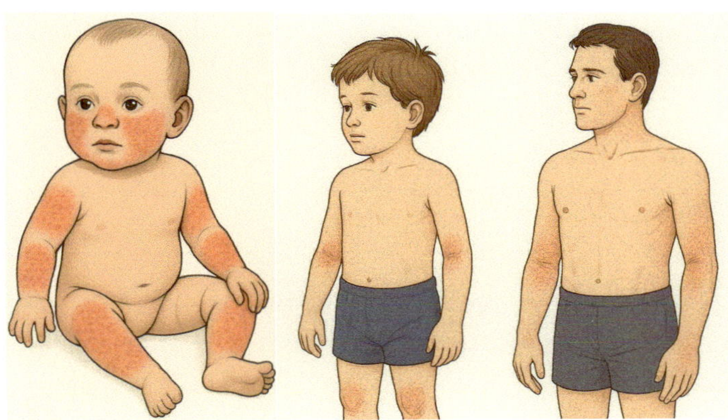

Lactante: *eccema agudo y subagudo que afecta sobre todo cara (respetando el triángulo nasolabial)*

Niño: *lesiones más secas y más crónicas. Sobre todo en flexuras*

Adulto: *liquenificación en flexuras, manos y pies. Con frecuencia localizaciones atípicas. Mayor tendencia a la cronicidad*

3.3. DIAGNÓSTICO

Es clínico y no precisa pruebas complementarias. Respaldan el diagnóstico los antecedentes personales o familiares de atopia y el ↑IgE total.

Según la historia clínica y evolución valorar la realización de:

- Pruebas alérgicas (prick /IgE$_e$) a inhalantes, alimentos
- Pruebas epicutáneas con contactantes (la DAC y la DA pueden coexistir y solaparse).

3.4. TRATAMIENTO

Mantener la piel sana: hidratación, evitar irritantes …

– Tratamiento tópico con GC o inhibidores de la calcineurina (tacrolimus, pimecrolimus).

– Antihistamínicos orales para ayudar a controlar prurito.

– En casos graves:

- GC sistémicos.
- PUVA.
- Inmunosupresores: principalmente ciclosporina.
- Fármacos biológicos:
    - Dupilumab (AC monoclonal anti IL-4 e IL-13, 1ª elección en DA moderada a grave en adolescentes y adultos).
    - Tralokinumab, lebrikizumab (ambos anti IL-13).
- Moléculas pequeñas (anti JAK: baricitinib, upadacitinib, abrocitinib) → tienen un amplio espectro de acción, actúan sobre IL T2 y no T2.

4. DERMATITIS DE CONTACTO

Reacción inflamatoria específica de la piel producida por el contacto directo con agentes externos.

4.1. DERMATITIS ALÉRGICA DE CONTACTO

- Se produce en pacientes previamente sensibilizados a un alérgeno. Está implicada una RHS tipo IVa (respuesta tipo 1, retardada, celular, mediada por linfocitos Th1).
- Los Ag que producen dermatitis alérgica de contacto (DAC) son haptenos (no son inmunogénicos por si mismos, para volverse inmunogénicos necesitan asociarse covalentemente a una proteína del huésped).
- Puede ser inducida por vía tópica o sistémica (dermatitis alérgica sistémica).

Clínica:

- La lesión aparece desde 24 a 96 h después del contacto con el agente causal, asocia intenso prurito y suele estar delimitada en la zona afectada, aunque pueden extender a zonas distantes a diferencia de la dermatitis de contacto irritativa.
- Hay formas agudas (eritema, vesiculación, exudación y descamación) y crónicas (liquenificación, fisuración y alteración de la pigmentación).
- Puede generalizarse y dar lugar a cuadros con eritrodermia.

Principales alérgenos:

- Perfumes, cosméticos, conservantes, resinas …
- Alérgenos ocupacionales.
- Medicamentos tópicos: neomicina, GC, anestésicos locales, antihistamínicos (se debe evitar su aplicación tópica en la piel por su elevado poder sensibilizante – principalmente como fotoalérgenos-), AINEs, medicamentos oftalmológicos (colirios midriáticos …).

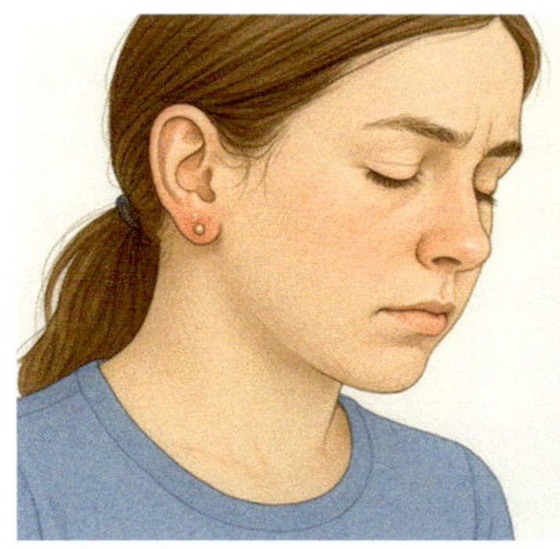

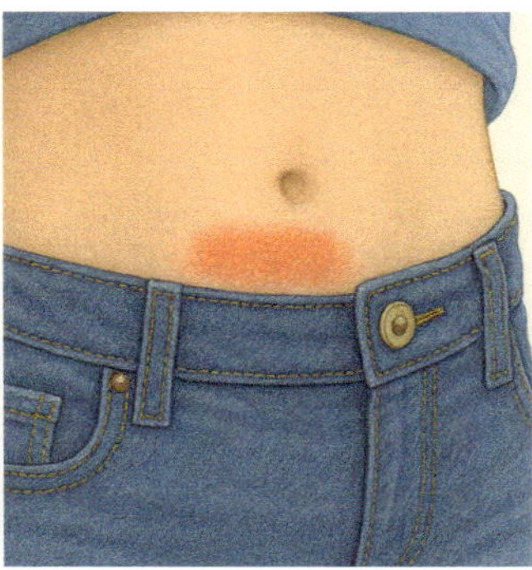

DAC por níquel: *agente que causa DAC con más frecuencia. Presente en bisutería, hebillas …*

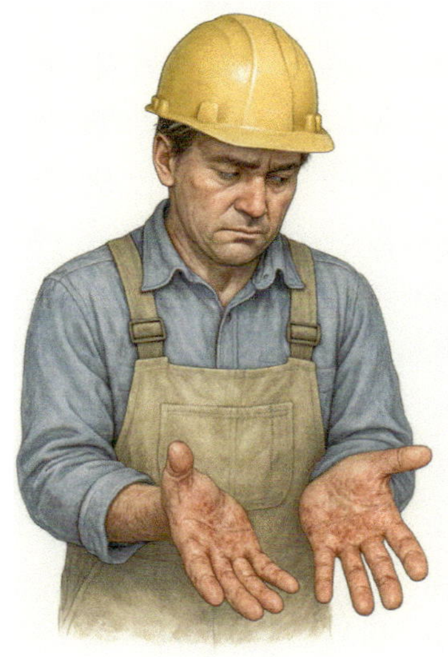

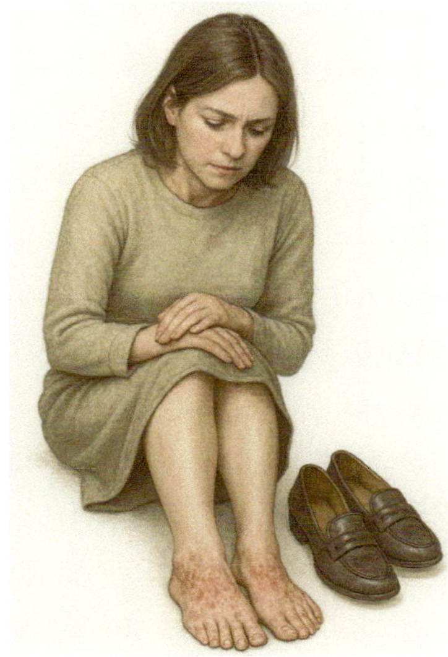

DAC por cromo
Cemento y en el curtido del cuero

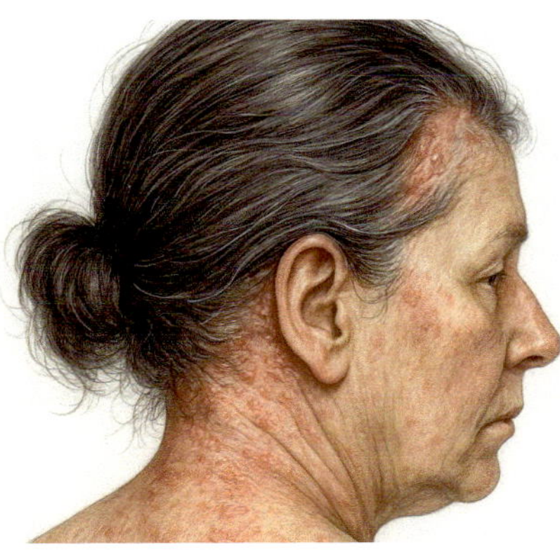

DAC por parafenilendiamina
Tintes del pelo, tatuajes de henna

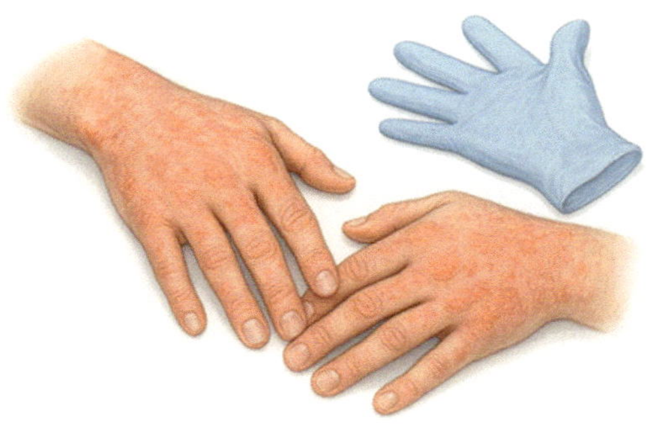

DAC por aditivos del caucho *(tiuram, carba …)*
Guantes de goma …

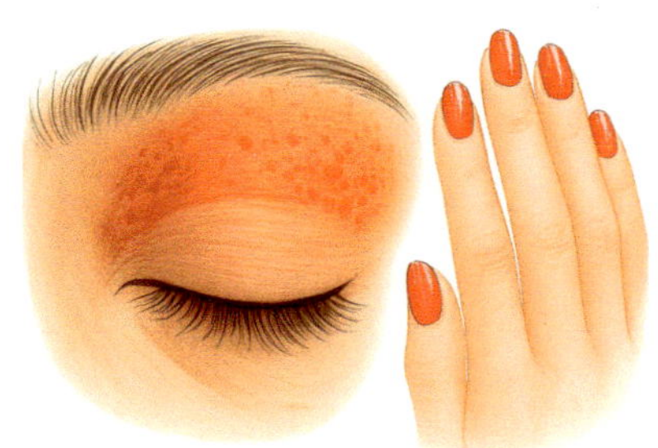

DAC ectópica
Resina de ptb-formaldehido (lacas de uñas)

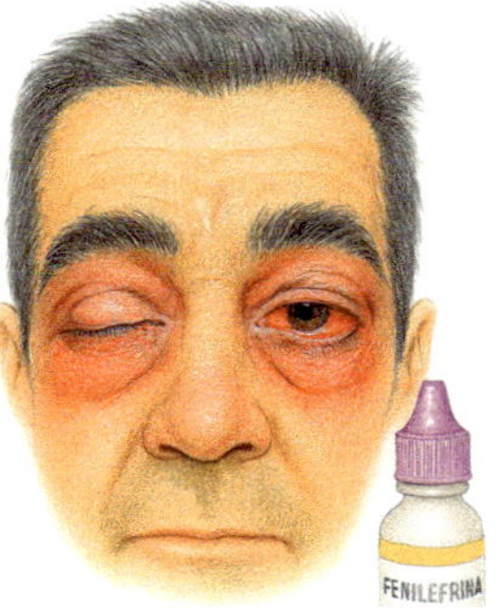

Blefaroconjuntivitis alérgica de contacto
Colirios exploratorios

Diagnóstico:

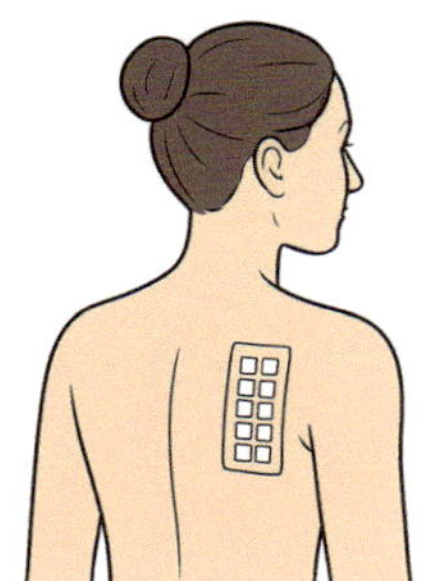

- Anamnesis: distribución topográfica de las lesiones, exposición laboral, aficiones .
- Pruebas epicutáneas: permiten distinguir una dermatitis de contacto irritativa de una DCA.
  Se colocan habitualmente en la espalda y bajo oclusión durante 48 horas, que se retiran (1ª lectura, no definitiva: puede haber falsos negativos y falsos positivos –por irritación). La lectura definitiva se realiza a las 72 o 96 horas.

4.2. DERMATITIS IRRITATIVA DE CONTACTO

- Dermatitis de contacto más frecuente (80%). Por acción directa de una sustancia sobre la epidermis.
- Afecta a las zonas de contacto con el irritante, con frecuencia las manos.
- Ej: dermatitis del pañal, del ama de casa …
- Diagnóstico: clínico, las pruebas epicutáneas son negativas.

5. FOTOSENSIBILIDAD POR AGENTES EXTERNOS

Interviene la luz solar activando el agente externo.
- Dermatitis de contacto fototóxica o fotoalérgica → cuando la aplicación es tópica.
- Reacción fototóxica o fotoalérgica → cuando la vía de administración es sistémica.

5.1. FOTOTOXICIDAD

- Es más frecuente que la fotoalérgica. Sin mecanismo inmunológico. Se pueden presentar durante la primera exposición.
- La reacción toma el aspecto de una quemadura solar y suele limitarse a la zona fotoexpuesta.
- **Causas:**
  - o Vía tópica: dermatitis de berloque (por cosméticos), fitofotodermatitis o dermatitis de los prados (por fotosensibilizantes contenidos en plantas), fármacos (psoralenos …).
  - o Vía sistémica: fármacos: tetraciclinas –ej doxiciclina-, quinolonas, amiodarona, diuréticos (tiazidas), AINEs (principalmente AINEs propiónicos: ibuprofeno).

5.2. ECCEMA FOTOALÉRGICO

- La luz ultravioleta transforma la sustancia fotosensibilizante. Requiere sensibilización previa al alérgeno. Reacción retardada (RHS tipo IVa) de aspecto eccematoso que puede extenderse más allá de las zonas expuestas.
- **Causas:**
  - o En España, los fotoalérgenos más frecuentes en la actualidad son los AINES (principalmente AINES propiónicos como ketoprofeno) y los filtros solares.
  - o Otros: sulfamidas, tetraciclinas, fluoroquinolonas, antihistamíncos (prometazina).
- **Diagnóstico:** prueba de fotoparche, se ponen los productos por duplicado a ambos lados de la columna y solo se aplica luz ultravioleta en uno de los lados, si existe fotoalergia será positivo el producto solo en el lado que ha recibido fotoexposición.

Fotodermatitis: afecta la "V" del escote. Respeta la zona protegida por el mentón y con frecuencia la cara (por adaptación a la exposición solar crónica)

Tema 6 – ALERGIA ALIMENTARIA

1. INTRODUCCIÓN

1.1. CLASIFICACIÓN DE LAS RHS A ALIMENTOS

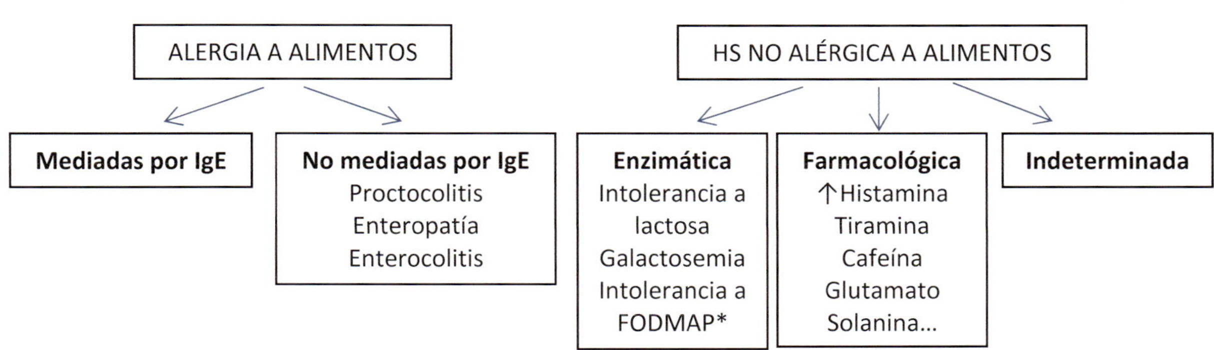

** FODMAP= oligosacáridos fermentables, disacáridos, monosacáridos y polioles.*

1.2. ALÉRGENOS ALIMENTARIOS DE OBLIGADA DECLARACIÓN

En España, los 14 grupos alérgenos alimentarios de obligada declaración (como ingrediente principal o como ingrediente compuesto, aditivo o coadyuvante tecnológico) establecidos por la normativa europea son:

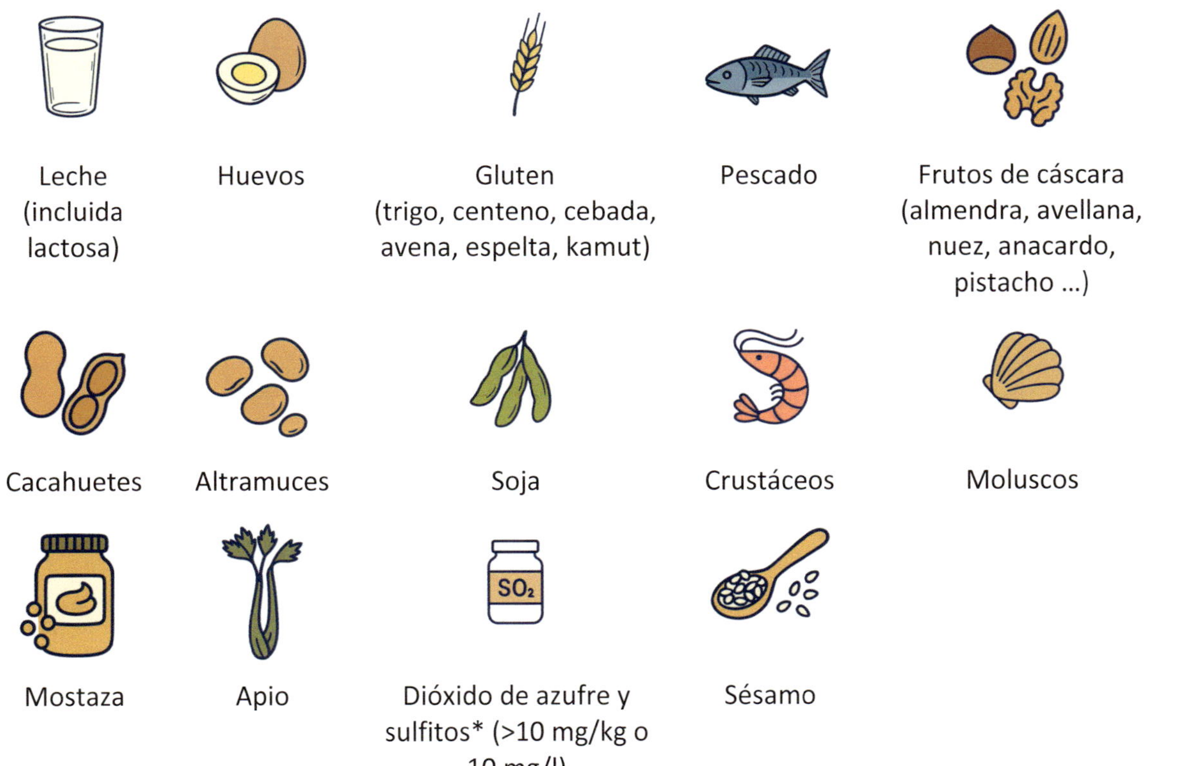

** Los sulfitos y el dióxido de azufre pueden causar reacciones adversas, especialmente en personas asmáticas sensibles por un mecanismo no inmunológico (no son alérgenos propiamente dichos).*

2. ALERGIA A ALIMENTOS MEDIADA POR IGE

2.1. HISTORIA CLÍNICA

- La gran mayoría de las reacciones aparecen dentro de las 2 horas postingestión.

- En cuanto al alimento, es importante identificar el o los alimentos implicados, el tipo de presentación (crudo/elaborado; completo o solo parte), si la clínica ha sido por ingestión y/o contacto y/o inhalación y la clínica con otros alimentos o alérgenos no alimentarios con RC.

2.2. DIAGNÓSTICO

- **Historia clínica:** El elemento diagnóstico principal es la secuencia temporal entre la ingestión de un alimento y la aparición de una clínica compatible, sin existir otros elementos de confusión (p. ej. fármacos).

  La tolerancia posterior al alimento descarta la alergia al mismo, salvo en las ocasiones en las que se precisa de un cofactor asociado (ejercicio, AINES, alcohol, etc.) para expresar la alergia alimentaria.

- **Las pruebas intraepidérmicas (o prick, método de elección) y la determinación de IgE$_e$** en suero permiten detectar la presencia de sensibilización frente al alimento, pero no indican la relevancia clínica del mismo.

  Si se obtiene una prueba cutánea negativa y la historia es sugestiva, se tiene que realizar una prueba de prick by prick con el alimento fresco.

- **El diagnóstico molecular** o por componentes permite identificar alérgenos marcadores de sensibilización primaria y evaluar patrones de RC.

- **La prueba de provocación** oral a doble ciego controlada por placebo es el patrón de referencia en el diagnóstico de la alergia a alimentos, aunque la prueba de provocación oral abierta es la primera aproximación en la práctica clínica habitual.

2.3. TRATAMIENTO

- La completa evitación de los alérgenos responsables constituye el primer paso de una alergia alimentaria ya confirmada, y es el único tratamiento etiológico en muchos casos.

- Puede ser necesario retirar de la dieta otros alimentos que tengan RC.

- Ante el antecedente de reacciones graves deben disponer de autoinyectores de adrenalina.

- Se han desarrollado protocolos de inducción de tolerancia oral para tratar alergias persistentes principalmente a leche, huevo y cacahuete. Estos protocolos han demostrado ser eficaces, aunque no están exentos de riesgo (incluyendo anafilaxia y EEo). La combinación con omalizumab puede mejorar la seguridad.

3. ALERGIA A LECHE DE VACA

- La alergia a proteínas de leche de vaca (PLV) es la alergia a alimentos más frecuente en los menores de 1 año de edad.

- En la mayoría de los casos, los síntomas empiezan al iniciar la lactancia artificial, en el primer año de vida.

3.1. DIAGNÓSTICO

- Los síntomas suelen aparecer a los pocos minutos de la ingesta de leche, casi siempre antes de transcurrida una hora.

- La clínica cutánea constituye el cuadro clínico más frecuente. En muchos casos, la primera manifestación es el rechazo del biberón por parte del niño.

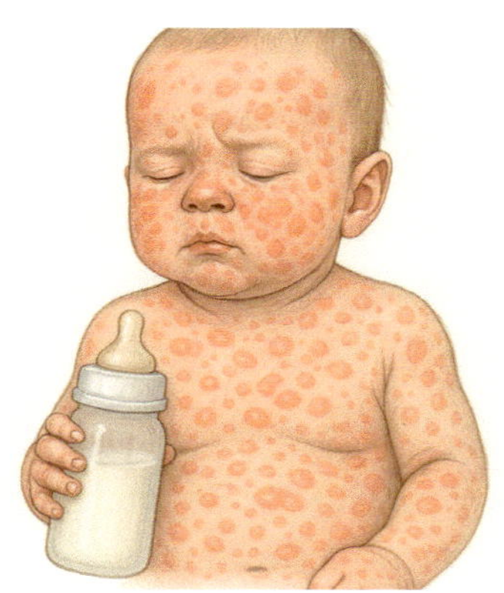

- Para el diagnóstico, en busca de una mayor sensibilidad y con utilidad pronóstica, deben realizarse pruebas intraepidérmicas /IgE$_e$ frente a leche de vaca y sus fracciones proteicas (α-lactoalbúmina β-lactoglobulina, caseína, seroalbúmina).

3.2. MANEJO

- Instauracion de una dieta de eliminación de PLV sustituyéndola por fórmulas altamente hidrolizadas o fórmulas elementales en casos excepcionales de alergia a las formulas hidrolizadas.
- A partir de los 12 meses las fórmulas de soja constituyen una buena opción alternativa.

3.3. PRONÓSTICO

- En la primera infancia, la alergia a las PLV tiende a evolucionar a la remisión: al año de vida en el 50-60%, a los 2 años, en el 70-75%, y a los 4 años, en el 85%.
- A partir de los 6-7 años, persiste en un 10-25% de los casos.
- Los niveles de IgE$_e$ a caseína se asocian con mayor probabilidad de reacciones más graves y de persistencia de la alergia.

Caseína	α-lactoalbúmina	β-lactoglobulina	Seroalbúmina
Riesgo de reacción a la leche cruda y cocida Estable al calor y a la digestión Altamente alergénica Marcador de alergia persistente	Riesgo de reacción clínica a la leche de vaca cruda o poco cocida		Riesgo de reacción a la leche cruda y RC a la carne de vacuno Alérgeno menor en la leche y principal en la carne de vacuno

4. ALERGIA A HUEVO

- El huevo es la primera causa de alergia a alimentos en población infantil.
- Son factores de riesgo para padecer alergia al huevo la carga atópica familiar, la DA y la alergia a la leche de vaca.

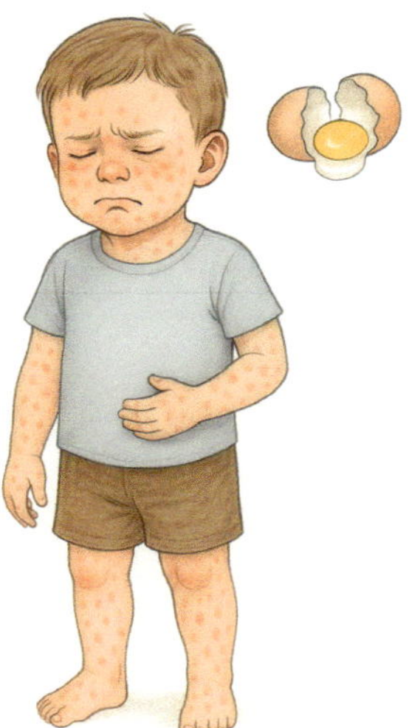

Alergia a huevo: mucho más frecuente. Suele aparecer en niños pequeños. Principalmente por proteínas de la clara.

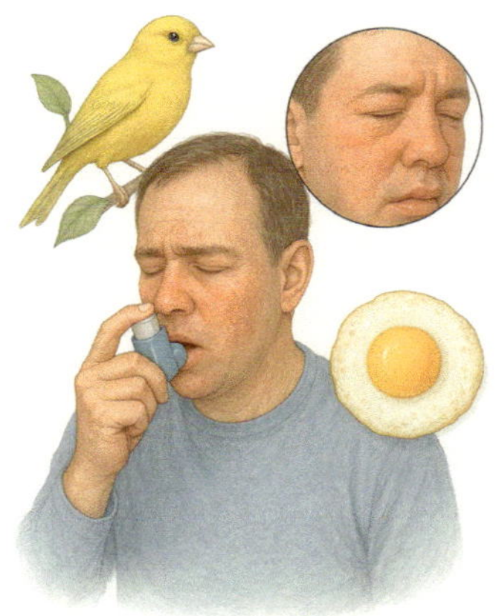

Sd ave-huevo: rinitis y asma por exposición a aves y posteriormente, además, síntomas de alergia tras la ingestión de yema de huevo. Se debe a sensibilización a α-livetina presente en ambas fuentes. Aparece más tardíamente.

4.1. DIAGNÓSTICO

- La clínica más frecuente con la que se manifiesta es la cutánea.
- Para el diagnóstico deben realizarse pruebas intraepidérmicas / IgE_e frente a extractos de huevo completo, clara, yema, ovomucoide y ovoalbúmina. El estudio se puede completar con otros alérgenos menores, como lisozima y alfa-livetina (en el caso de sospechar un sd ave-huevo).

4.2. MANEJO

- Instauración de una dieta de eliminación de huevo.
- Algunas vacunas (gripe y fiebre amarilla) pueden contener ovoalbúmina. La vacuna triple vírica está cultivada en embriones de pollo pero no está contraindicada en alérgicos a huevo.

4.3. PRONÓSTICO

- 50% de los niños alcanzan la tolerancia entre los 3 y los 5 años siendo, a partir de entonces, la instauración de tolerancia más lenta.
- Los niveles elevados de IgE_e frente a ovomucoide se han asociado con persistencia de alergia, con reacciones tanto al huevo cocido como crudo y con mayor gravedad de estas.

CLARA			YEMA
Ovomucoide	**Ovoalbúmina**	**Lisozima**	**Alfa-livetina**
Riesgo de reacción al huevo crudo y cocido Estable al calor y a la digestión Altamente alergénico Marcador de alergia persistente	Riesgo de reacción al huevo crudo y poco cocido		Sd ave-huevo

5. ALERGIA A FRUTOS SECOS Y FRUTAS

- Son los alimentos más implicados en alergia alimentaria en la edad adulta.
- Los **frutos secos** como alérgenos ocultos y en pequeñas cantidades, también pueden producir reacciones graves. Son una causa frecuente de RC con otros frutos secos (50 %) o con otros alimentos vegetales (frutas, semillas, etc).
  La alergia a frutos secos suele ser persistente, pudiendo permanecer toda la vida del paciente.
  Los principales alérgenos de los frutos secos son proteinas de almacenamiento (cupinas y prolaminas) y de defensa (LTP). También contienen profilinas.

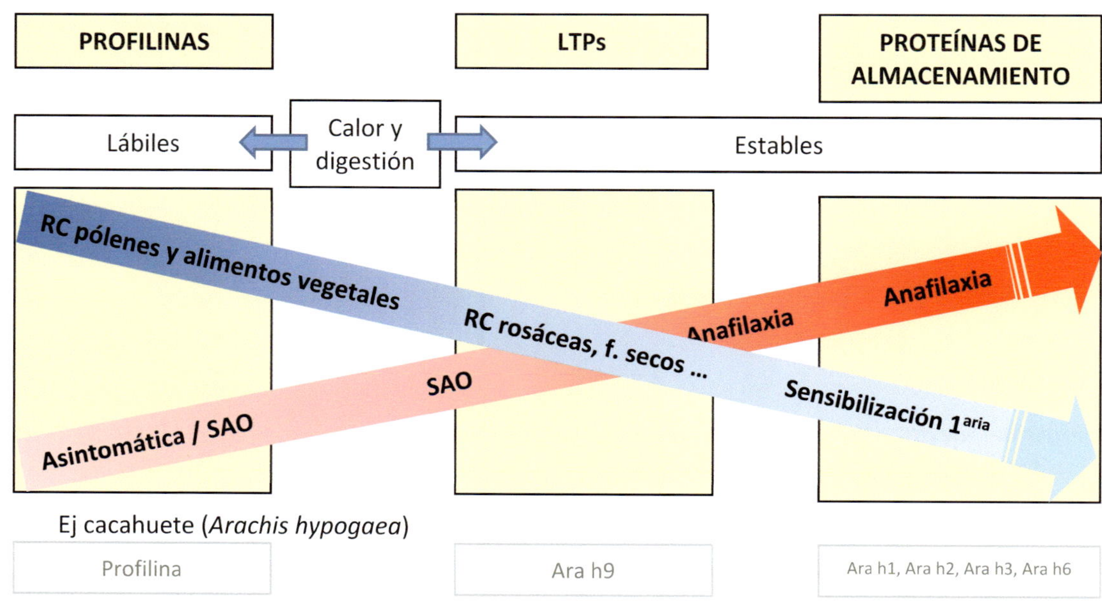

Ej cacahuete (*Arachis hypogaea*)

Profilina	Ara h9	Ara h1, Ara h2, Ara h3, Ara h6

- En España, la alergia a **frutas rosáceas** (melocotón y derivados, manzana, pera, cereza, ciruela) es la alergia a alimentos más común en adolescentes y adultos jóvenes. En el área mediterránea, las LTPs son los alérgenos mayoritarios de las rosáceas y asocian reacciones alérgicas más graves que en el norte de Europa.

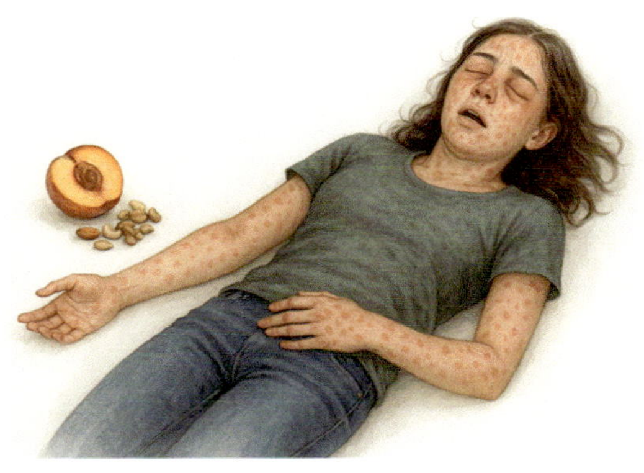

***Anafilaxia** por LTPs, presentes principalmente en frutas rosáceas y frutos secos*

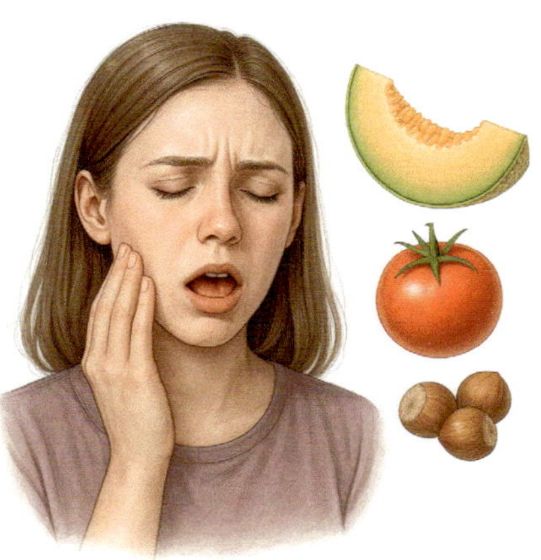

***Sd de alergia oral** por profilinas o LTP de alimentos vegetales*

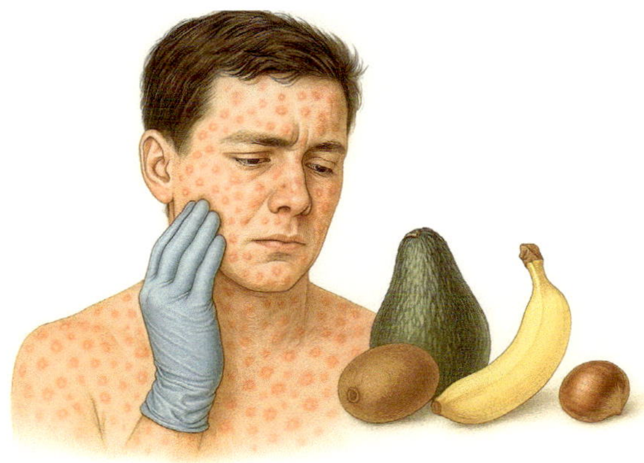

Sd látex-frutas
RC por quitinasa del látex y plátano, kiwi, aguacate y castaña principalmente. Puede ser causa de anafilaxia

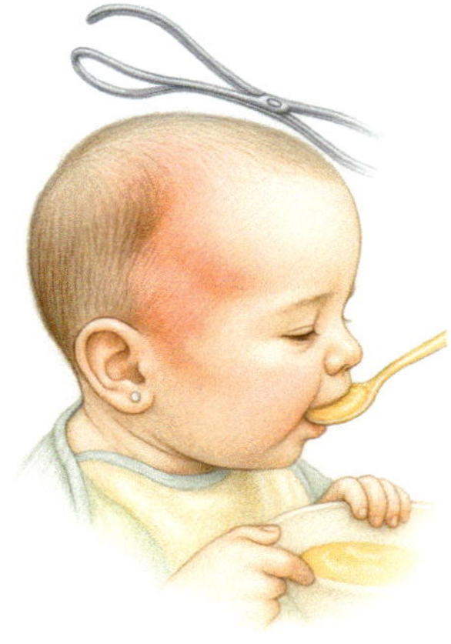

Sd auriculotemporal
NO es una alergia. Eritema preauricular y temporal desencadenado por estímulos gustatorios con alimentos que estimulan la salivación como las papillas de frutas. En niños, la causa predominante es el antecedente del uso de forceps en el parto (que provocó daño del nervio auriculotemporal)

6. ALERGIA A CEREALES

Los alérgenos presentes en la harina de trigo incluyen:
- Profilinas: ausencia de clínica o SAO. ↑RC con pólenes y alimentos vegetales
- LTP: reacciones locales y sistémicas. RC con frutas rosáceas.
- Proteínas de almacenamiento: anafilaxia (en ocasiones por ejercicio dependiente de alergia a ω-5 gliadina de trigo). Indica sensibilización primaria.

7. ALERGIA A MARISCO / PESCADO

MARISCO:
- La tropomiosina es un alérgeno mayoritario y un importante panalérgeno animal que ocasiona RC con invertebrados como los ácaros o las cucarachas, aunque la reactividad clínica asociada suele ser ocasional.

- La clínica alérgica es de comienzo rápido y por ingestión, contacto o inhalación de vapores de su cocinado.

PESCADO:

- Las parvalbúminas son alérgenos mayoritarios, estables al calor y a la digestión proteolítica y con alta RC entre especies.
- Hay diferentes patrones de reacción: a múltiples especies, a algunas o a una sola.
- El diagnóstico diferencial de la alergia a pescado incluye la anisakiasis gastroalérgica y la escombroidosis.

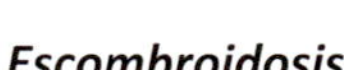

Anafilaxia por tropomiosina de mariscos crustáceos

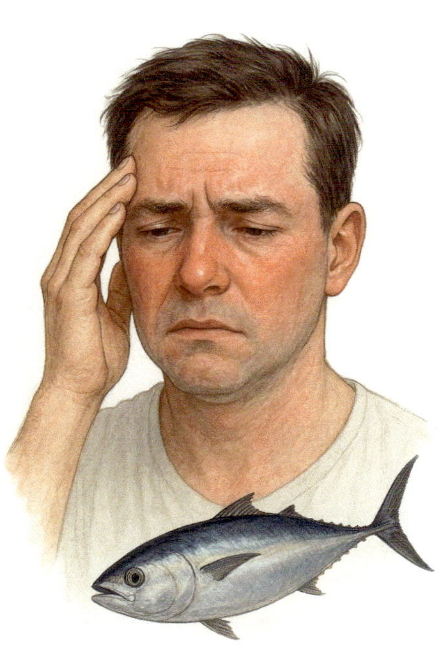

Escombroidosis
Cuadro tóxico (no inmunológico) producido por la ingestión de pescado con alto contenido de histamina por inadecuada refrigeración. Los peces responsables pertenecen a la familia de los escómbridos (tienen elevadas cantidades de histidina) e incluyen el atún y la caballa. Las bacterias que contaminan el pescado descarboxilan la histidina, produciendo histamina. Cursa con eritema (flushing), cefalea, diarrea, urticaria, palpitaciones y, a veces, hipotensión

8. ALERGIA A CARNES

8.1. CARNE DE TERNERA

- La mayoría (93%) de los niños alérgicos a carne de ternera son alérgicos a PLV pero solo una minoría (13-20%) de los alérgicos a PLV reaccionan con carne de ternera.
- Se debe a una sensibilización **seroalbúmina bovina**, que es termolábil, por lo que la gran mayoría (no todos) de los niños alérgicos a leche de vaca pueden tolerar carne de vacuno bien cocinada. Presenta RC con otras albúminas séricas, como las de cerdo y oveja.

8.2. SD GATO-CERDO

- Son pacientes que presentan alergia respiratoria asociada a epitelio de gato y alergia alimentaria tras la ingestión de carne de cerdo.
- La responsable es una seroalbúmina.

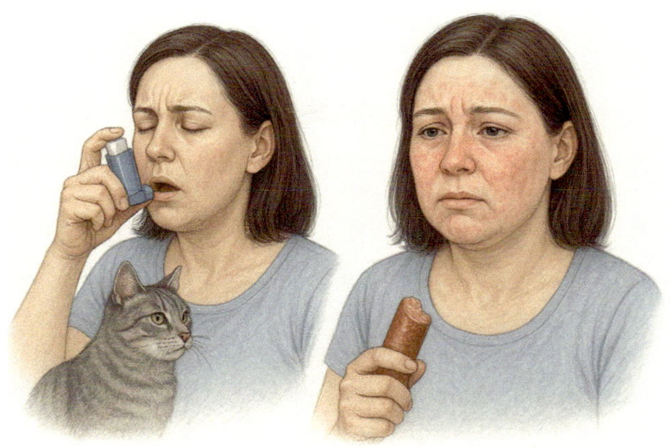

8.3. SD DE ALERGIA A ALFA-GAL

- Asocia reacciones anafilácticas tardías (2-8 horas después) tras la ingestión de carne roja de mamíferos, sobre todo si está poco cocinada y en menor medida lácteos o gelatinas. Antecedentes de picaduras de garrapata.
- Se debe a IgE_e frente a un oligosacárido, galactosa –alfa-1,3-galactosa–, más conocido como alfa-gal presente en la saliva de las garrapatas y la carne roja.

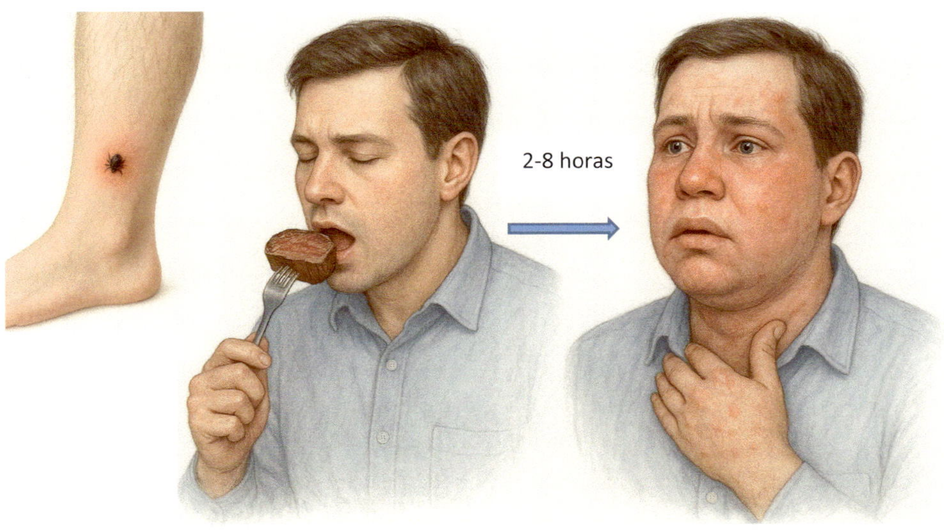

9. ESOFAGITIS EOSINOFÍLICA

9.1. CONCEPTO Y EPIDEMIOLOGÍA

- Enfermedad crónica de base inmunitaria caracterizada clínicamente por síntomas de disfunción esofágica e histológicamente por inflamación predominantemente eosinofílica.
- Es una entidad clínico-patológica en la que síntomas e histología deben considerarse siempre de forma conjunta, tanto en el diagnóstico como en el seguimiento o valoración de la respuesta al tratamiento.
- Es más frecuente en varones (3:1), en la edad infantil y entre 30 y 50 años y en raza caucásica.
- La mayoría de los pacientes asocian otras enfermedades atópicas como rinitis alérgica, asma bronquial o DA (forma parte, como manifestación tardía, de la marcha atópica).

9.2. FISIOPATOLOGÍA

- Es heterogénea en su presentación clínica y en sus características moleculares (como el asma o la DA), con diferentes endotipos: T2 alto o bajo, alteración de la barrera epitelial … con diferente respuesta al tratamiento o pronóstico.

9.3. CRITERIOS DIAGNÓSTICOS

Es preciso valorar en conjunto síntomas, datos endoscópicos e histológicos.

1. **Síntomas de disfunción esofágica.**
    *   Adultos y niños mayores: disfagia (70-80%), impactación de alimentos (33-54%). Menos frecuentes: acidez, regurgitación o dolor torácico inducido por ejercicio.
    *   Niños: síntomas más inespecíficos (vómitos, náuseas, dolor abdominal, rechazo de la comida y fallo en el crecimiento).
    *   La patología atópica concomitante debe aumentar la sospecha.
2. **≥ 15 eosinófilos** intraepiteliales por campo de gran aumento en la biopsia esofágica. Afectación de forma aislada del esófago.
3. **Exclusión de otras causas** de esofagitis: reflujo gastroesofágico ...

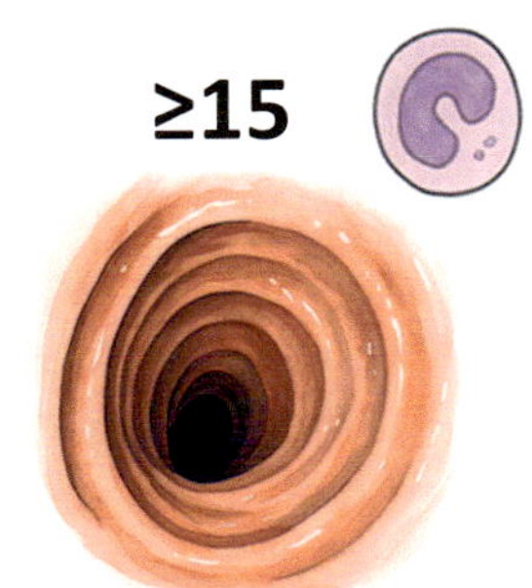

Los hallazgos endoscópicos típicos (anillos o esófago "traquealizado", exudados, surcos, edema, estrechamiento o mucosa en papel crepé) deben aumentar la sospecha, pero ninguno es patognomónico y la endoscopia puede ser normal.

9.4. TRATAMIENTO

*   El tratamiento se basa en tres pilares: fármacos (inhibidores de la bomba de protones y GC tópicos deglutidos), dieta de eliminación y dilatación esofágica.
*   Existen tres abordajes posibles:

Dieta	Características	% Remisión
1. DIETA ELEMENTAL	Fórmulas de aminoácidos Difícil cumplimiento	91% adultos y niños
2. DIETA DIRIGIDA POR PRUEBAS DE ALERGIA*	Alimentos positivos en pruebas cutáneas/IgE$_e$ en suero	45% global 32% adultos
3. DIETA EMPÍRICA	Alimentos causantes de EEo más frecuentes	
- 6 grupos	Leche, trigo, legumbres, huevo, pescado / marisco, frutos secos	72% adultos y niños
- 4 grupos	Leche, trigo, legumbres, huevo	64% niños / 54% adultos
- Escalonada 2-4-6	Inicio con leche y trigo	43-60-79% adultos y niños
- 1 grupo	Leche y derivados lácteos	25-65% niños

*Las pruebas de alergia por sí solas no son eficaces para identificar los alimentos causantes de la EEo.

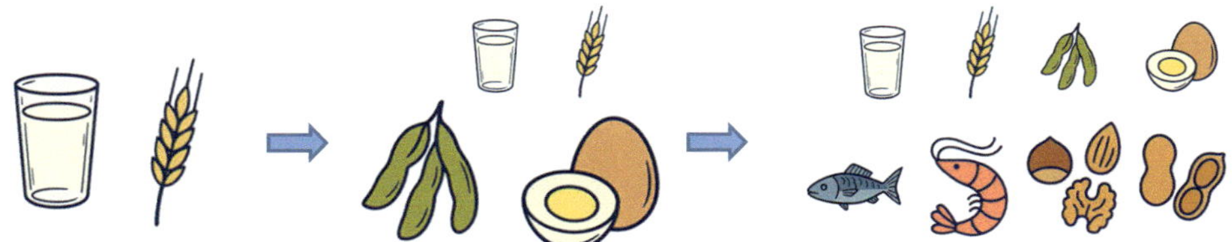

El abordaje escalonado con la dieta 2-4-6 reduce el número de endoscopias y conlleva menos restricciones dietéticas

Tema 7 – REACCIONES DE HIPERSENSIBILIDAD PRODUCIDAS POR FÁRMACOS

1. CONCEPTOS Y CLASIFICACIÓN

REACCIÓN ADVERSA A MEDICAMENTO (RAM): efecto perjudicial y no intencionado que aparece con las dosis utilizadas en humanos para la profilaxis, el diagnóstico o el tratamiento.

Se clasifican:

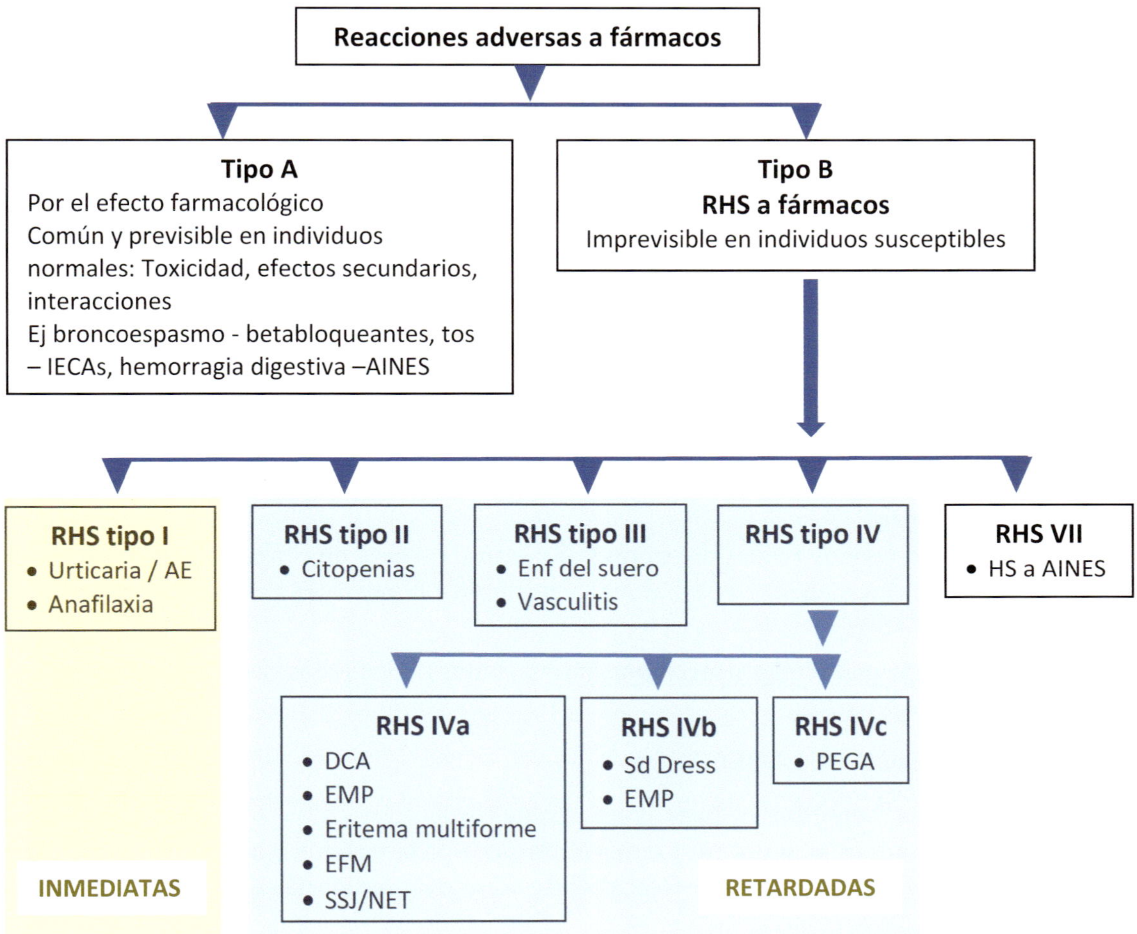

DCA = dermatitis de contacto alérgica; EFM = Exantema fijo medicamentoso; EMP = Exantema máculopapular; sd de Stevens-Johnson (SSJ) / necrolisis epidérmica tóxica (NET); PEGA = pustulosis exantemática generalizada aguda

Dentro de las RAM:

- La piel es el órgano afectado con mayor frecuencia.
- RHS: 10-15 %.
  → 1ª causa (globalmente y particularmente en adultos): AINES. En niños los antibióticos betalactámicos.
- RHS alérgicas (mediadas por un mecanismo inmunológico)*: 5-10%.
  → 1ª causa: antibióticos betalactámicos. Aunque puede ocurrir con cualquier fármaco.

** Según la clasificación clásica, las reacciones alérgicas a fármacos son las RHS producidas por un mecanismo inmunológico. La nueva clasificación de propuesta en Europa por la EAACI (2023) también considera alergia a las RHS producidas por un mecanismo directo (RHS tipo VII) como la HS cruzada o intolerancia a AINES, aunque aún no tiene validez universal.*

FACTORES DE RIESGO de sufrir reacciones alérgicas a fármacos:

- Dependientes del fármaco:
    - o El principal es haber presentado una reacción previa con ese fármaco u otro estructuralmente relacionado.
    - o Regímenes terapéuticos intermitentes y a baja dosis favorecen el desarrollo de sensibilización mediada por IgE.
- Dependientes del paciente:
    - o Son más frecuentes en adultos. Predominan en mujeres (2:1).
    - o Factores genéticos (fundamentalmente alelos HLA-B).
    - o Infecciones virales: relacionadas con RHS IV, ej sd de Dress – herpesvirus.
    - o Atopia: solo en algunos casos.

2. DIAGNÓSTICO

2.1. DURANTE LA FASE AGUDA DE LA REACCIÓN

- Historia clínica detallada que incluya:

- Antecedentes de reacciones adversas previas a otros fármacos.
- Fármaco o fármacos implicados (registrar todos).
- Dosis y vía de administración.
- Cuadro clínico que motivó su uso.
- Descripción detallada de las manifestaciones clínicas.
- Tiempo transcurrido entre la administración del fármaco y el inicio de los síntomas.
- Tiempo transcurrido entre la reacción y el estudio alergológico.
- Exposición posterior a fármacos químicamente relacionados.

- Pruebas de laboratorio:

- Determinación de los niveles de triptasa en suero en el caso de clínica de anafilaxia.
- Niveles de enzimas hepáticas, creatinina y eosinofilia pueden ser signos de alarma de las RH no inmediatas.

- Biopsia cutánea de la piel afecta y serología viral: son útiles en algunos casos para confirmar o descartar otras posibles causas.

2.2. TRAS LA REMISIÓN DE LA REACCIÓN

El objetivo se centra en confirmar el diagnóstico etiológico.

Se recomienda realizar el estudio unas 4-6 semanas después de la reacción y dentro del primer año (con el paso del tiempo las pruebas pierden sensibilidad con mayor posibilidad de falsos negativos).

- Diagnóstico con pruebas in vitro:

Generalmente son menos sensibles que las pruebas cutáneas.

Carecen de riesgo, por lo que en pacientes de alto riesgo pueden realizarse inicialmente para minimizar el riesgo de reacciones sistémicas con las pruebas cutáneas.

- **Determinación de IgE$_e$**: disponibilidad comercial muy limitada y las que están disponibles tienen sensibilidad muy baja.
- **Test de activación de basófilos** (en reacciones inmediatas) **y el test de transformación linfocitaria** (en reacciones no inmediatas) pueden ser útiles pero solo disponibles en algunos hospitales, se usan a nivel de investigación.

- Diagnóstico con pruebas in vivo

Es necesario obtener el consentimiento informado del paciente (son procedimientos no exentos de riesgo, incluso las pruebas cutáneas).

- **Pruebas cutáneas:**
    Si es posible, deben realizarse después de 3 semanas de la reacción y antes de 3 meses de la misma.

Su valor diagnóstico no ha sido plenamente establecido para todos los fármacos.

- – <u>En reacciones inmediatas</u>: se realizan en primer lugar pruebas intraepidérmicas, y si el resultado es negativo se realizan pruebas intradérmicas. En caso de reacciones graves, se recomienda empezar con diluciones por el riesgo de reacciones sistémicas. En general, su sensibilidad es moderada-baja (su negatividad no elimina la posibilidad de una nueva reacción).
- – <u>En reacciones no inmediatas</u>: se realizan pruebas epicutáneas, de fotoparche y/o pruebas intradérmicas con lectura tardía (24-72 h). En pacientes con eritema multiforme, SSJ / NET deben realizarse con mucha precaución o no realizarse.

- **Pruebas de exposición controlada (PEC):**
  - – Es la prueba de referencia para confirmar o descartar el diagnóstico, así como para detectar alternativas seguras. Consiste en la administración de dosis crecientes del fármaco hasta alcanzar la dosis terapéutica.
  - – En RHS no mediadas por un mecanismo inmunológico específico (ej HS cruzada o intolerancia a AINES) es la única opción diagnóstica.
  - – Debe valorarse riesgo / beneficio, alternativas, vigilancia adecuada durante el procedimiento, gravedad de la reacción previa y estado de salud del paciente porque es un procedimiento no exento de riesgo.
  - – No debe realizarse en gestantes, pacientes de alto riesgo, eritema multiforme y SSJ / NET.

3. ACTITUD TRAS EL DIAGNÓSTICO ETIOLÓGICO

- **<u>Evitación del fármaco</u>** con el que se confirme el diagnóstico de alergia y de otros fármacos con los que pueda tener RC. Si se necesitan otros fármacos del mismo grupo, debe comprobarse la tolerancia mediante PEC.
- **<u>Desensibilización</u>**: procedimiento que logra una tolerancia temporal del medicamento al que se es alérgico a través de administraciones crecientes en intervalos fijos de tiempo hasta alcanzar la dosis terapéutica. Está indicada principalmente cuando el fármaco responsable de la reacción es imprescindible y no existen alternativas terapéuticas.

4. REACCIONES INMEDIATAS

- 1ª causa de anafilaxia por fármacos: antibióticos betalactámicos (dentro de estos: las penicilinas).
- 1ª causa de anafilaxia perioperatoria en España: antibióticos (dentro de estos, betalactámicos) y 2ª relajantes musculares.
- Principal mecanismo implicado: RHS tipo I en el que el fármaco suele actuar como un hapteno.

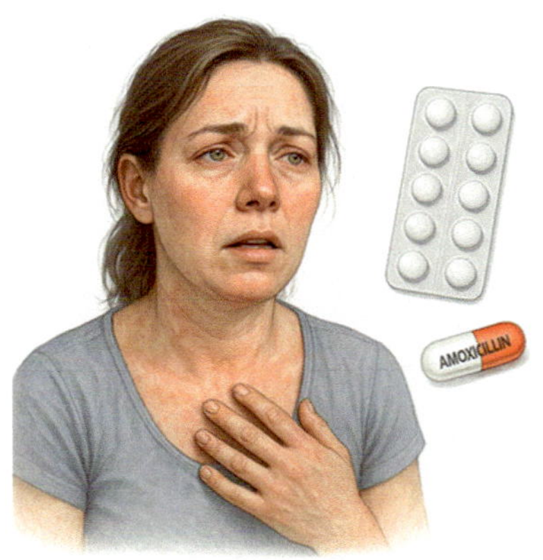

  Otros mecanismos posibles: activación directa de mastocitos a través del receptor MRGPRX2 (relajantes neuromusculares, opiáceos, fluoroquinolonas, vancomicina -sd del hombre rojo- y contrastes radiológicos) o la activación del complemento.
- Clínica: urticaria, AE o anafilaxia (ver tema 3).

5. REACCIONES NO INMEDIATAS: ALERGIA RETARDADA A FÁRMACOS

5.1. EXANTEMAS MACULOPAPULARES

- Son la manifestación cutánea más frecuente de las RHS a fármacos (95%).
- La patogenia puede implicar una RHS tipo IV (celular). Los virus pueden intervenir como cofactores (ej reacción ampicilina-mononucleosis infecciosa).

Diagnóstico y diagnóstico diferencial:

- El primer paso es excluir **signos de alarma** asociados que sugieran el inicio de una patología grave (fiebre elevada, afectación de mucosas, linfadenopatía, artralgias, eosinofilia >1.000/mm3, afectación hepática o renal …).
- Son dificiles de distinguir de los exantemas víricos. En ausencia de pruebas definitivas, se sospechará una etiología medicamentosa en los adultos y una causa viral en la población pediátrica.
- Para el diagnóstico etiológico pueden ser útiles las pruebas epicutáneas o las intradérmicas con los fármacos sospechosos con lectura a las 24-48 horas.

5.2. EXANTEMA FIJO MEDICAMENTOSO

Clínica:

- Afectación cutáneo-mucosa, de aparición brusca, de una o varias placas violáceas, con tendencia a formar ampolla y que deja hiperpigmentación residual transitoria.
- La característica fundamental es que reaparece en las mismas localizaciones al ingerir el fármaco responsable.

Patogenia:

- RHS tipo IV, mediada principalmente por LT CD8 intraepidérmicos.

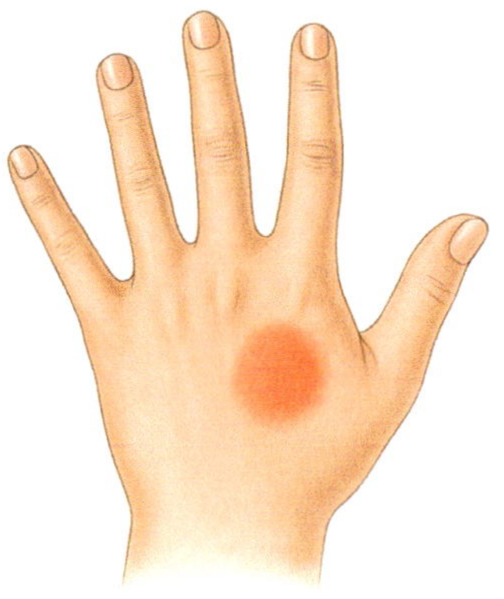

Diagnóstico etiológico:

- Suele resolverse por la anamnesis.
- En caso de dudas, una vez que haya remitido, puede confirmarse con pruebas epicutáneas en la localización de la lesión (que es la zona sensibilizada) o PEC (en cuadros no graves).

5.3. ERITEMA MULTIFORME

- Causa más frecuente: infecciosa, principalmente por herpes simple (sobre todo de herpes labial, reciente que suele preceder en varios días a la erupción cutánea).
  Otros: *Mycoplasma* …
- Edad: más frecuente en adolescentes y adultos jóvenes, rara antes de los 3 años o después de los 50 años.

Clínica:

- Aparición brusca, distribución simétrica, sobre todo acral (manos y pies), con morfología típica "en diana", cuadro clínico variable aunque en el mismo paciente las lesiones son generalmente monomorfas.
- Afectación mucosa rara (25%), limitada a la mucosa oral.
- El estado general está conservado.
- Curación en 2-4 semanas sin secuelas.

Histología: La necrosis epidérmica no siempre está presente.

Patogenia: RHS tipo IVa

Tratamiento:

- Sintomático: GC tópicos, antihistamínicos orales.
- En casos de recurrencias asociadas a VHS está indicada la profilaxis con aciclovir oral.

REACCIONES ADVERSAS CUTÁNEAS GRAVES

- Incluyen:
    o Sd de Stevens-Johnson (SSJ) / Necrolisis Epidérmica Tóxica (NET): mortalidad 5-10% / 30%.
    o Sd DRESS o de hipersensibilidad a fármacos: mortalidad 10%.
    o Pustulosis exantemática generalizada aguda (PEGA): mortalidad <5%.
- Patogenia: RHS IV, retardada, mediada por células.
    o SSJ /NET → IVa.
    o Sd DRESS → IVb.
    o PEGA → IVc.
- Manejo:
    o Implica la retirada inmediata del fármaco sospechoso (el tiempo tiene importancia para el pronóstico).
    o El estudio de tolerancia o reexposición al fármaco sospechoso está totalmente contraindicado.

5.4. SÍNDROME DE STEVENS-JOHNSON / NECROLISIS EPIDÉRMICA TÓXICA

Difieren en el grado de gravedad, según la afectación de la superficie corporal:
- SSJ: <10%.
- NET: >30%.
- Sd de solapamiento: 10-30%.

Etiología:

- Fármacos: es la causa más frecuente (>80%). Los más frecuentes: alopurinol, antiepilépticos, sulfamidas y AINEs. Suele ocurrir en el primer mes y medio tras el inicio de la toma del fármaco.
- Infecciones (principalmente *Mycoplasma pneumoniae*), vacunación, enfermedad injerto contra huésped.

Patogenia:

- RHS tipo IVa, predominando un entorno altamente citotóxico provocado por LTc CD8+ y células NK.
- Factores de riesgo genéticos: se han descrito asociaciones étnicas / antecedentes genéticos específicos y alelos HLA, polimorfismos en el citocromo P450 …

Clínica:

- Cuadro prodrómico pseudogripal.
- Posteriormente exantema maculopapular, a veces con forma de diana, que se disemina rápidamente, con formación de vesículas y ampollas, necrosis y desprendimiento (signo de Nikolski positivo) precedido de dolor cutáneo intenso.
- Afectación del estado general y de mucosas (orolabial, ocular, genital …).

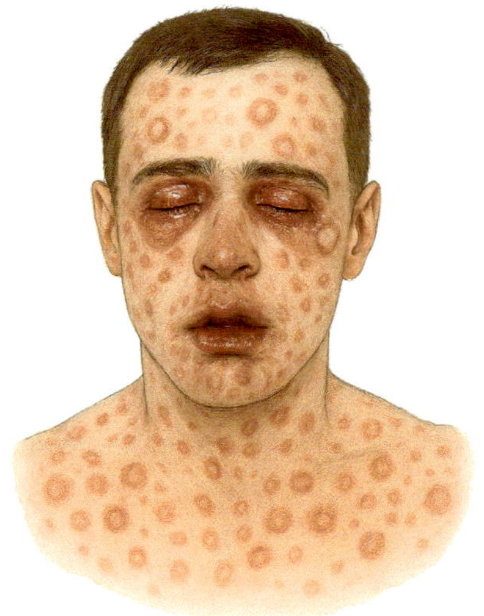

Histología:

- Patrón de predominio necrótico.

Tratamiento:

- Manejo en UVI/unidad de quemados: por la pérdida masiva de líquidos y proteínas y el riesgo de bacteriemia.
- Los fármacos más empleados para frenar la reacción son el etanercept (anti TNF) y la ciclosporina.

5.5. SÍNDROME DRESS O DE HIPERSENSIBILIDAD A FÁRMACOS

- **Dress = D**rug **R**ash with **E**osinophilia and **S**ystemic **S**ymptoms**.**
- Reacción aguda dentro de los primeros dos meses del inicio de la toma del fármaco.

Clínica:

- **Fiebre**, malestar general.
- **Erupción** morbiliforme generalizada que puede avanzar a una eritrodermia exfoliativa si no se suspende el fármaco. El edema facial (sobre todo periorbitario) es característico.
- **Linfadenopatía** frecuente y suele deberse a hiperplasia linfoidea benigna.
- Alteración analítica: **eosinofilia,** posibles signos de **afectación multivisceral** (hígado, riñón, miocarditis ...).

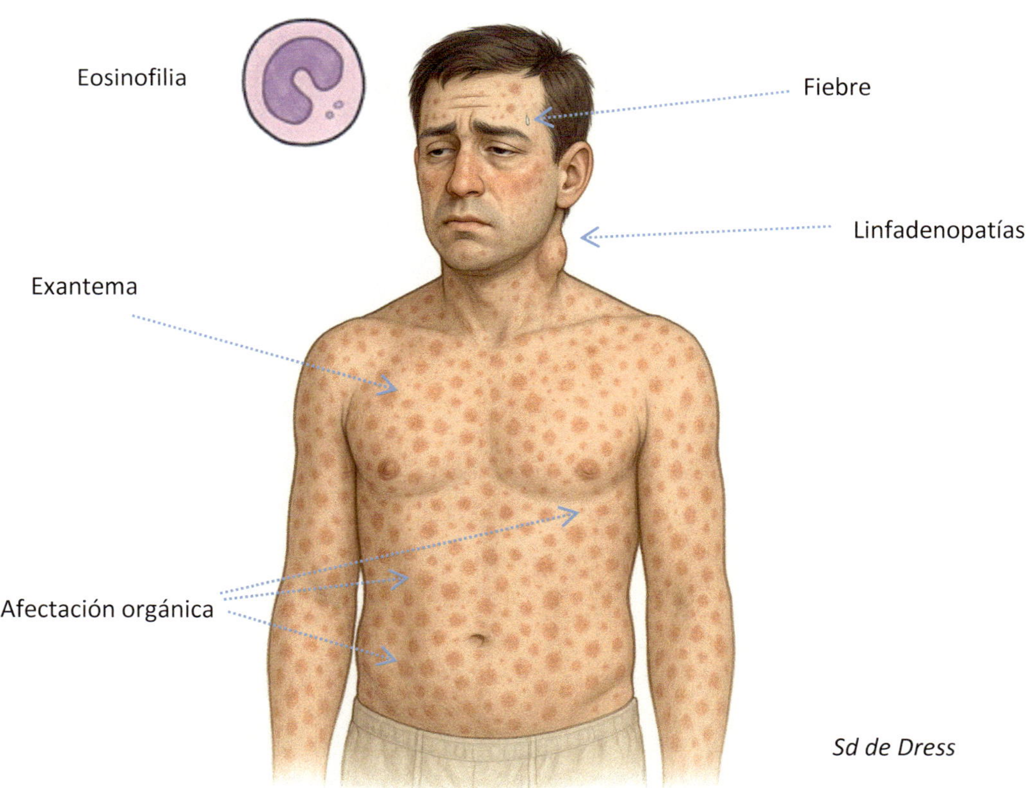

Sd de Dress

Etiología:

- Los fármacos más implicados son antiepilépticos y sulfonamidas, pero está descrito con muchos otros.

Patogenia:

- RHS tipo IVb mediada por citoquinas Th2 y eosinófilos, lo que explica la eosinofilia característica y la producción elevada de citocinas como IL-5.
- <u>Factores de riesgo genéticos</u>: asociaciones étnicas / antecedentes genéticos específicos y alelos HLA, polimorfismos en el citocromo P450 ...
- <u>Factores de riesgo externos</u>: Virus: entre las reacciones cutáneas graves por fármacos, el sd de Dress es el más susceptible a la asociación con virus (especialmente herpesvirus: HHV6, VEB, CMV).

Diagnóstico etiológico:

- Son útiles las pruebas orientadas a demostrar la existencia de LT sensibilizados frente al fármaco: pruebas cutáneas (intraepidérmicas / intradérmicas en lectura tardía y epicutáneas) y pruebas in vitro específicas no accesibles en la mayoría de los hospitales.

Tratamiento:

- Publicaciones recientes observan mejoría con Ac monoclonales frente citoquinas Th2.

5.6. PUSTULOSIS EXANTEMÁTICA GENERALIZADA AGUDA

Clínica: Eritema edematoso seguido de una rápida erupción pustulosa (pústulas estériles) en el tronco y zonas intertriginosas. Es característica la fiebre elevada (≥38ºC).

Patogenia: RHS tipo IVc (inflamación neutrofílica inducida por LT).

Diagnóstico etiológico: Las pruebas epicutáneas pueden ser útiles.

Tratamiento: sintomático.

6. HIPERSENSIBILIDAD A ANTIBIÓTICOS BETALACTÁMICOS

- El grupo betalactámico (BL) lo integran penicilina natural y moléculas semisintéticas, cefalosporinas, monobactam, carbapenémicos e inhibidores de betalactamasas.
- Son la causa más frecuente de RHS alérgica (por un mecanismo inmunológico) por fármacos.
- Inmunológicamente son haptenos que necesitan unirse a moléculas transportadoras para adquirir un completo poder inmunógeno.
- **La clínica** incluye los diferentes cuadros clínicos descritos en las RHS inmediatas y no inmediatas por fármacos.
- **Para su diagnóstico**:
    o En pruebas cutáneas disponemos de determinantes comunes entre BL (PPL y DM) cuya positividad indica alergia a todo el grupo BL.
      Además, se debe testar: el BL implicado (la amoxicilina es actualmente el más importante, pueden ser reacciones selectivas por su cadena lateral); y otros BL (cefalosporinas y carbapenémicos) para estudiar la RC.
    o Determinación de IgE_e: menos sensible que las pruebas cutáneas.
- Para su manejo, es posible la RC entre fármacos BL aunque en distinto grado:
    o Penicilinas – cefalosporinas: 10% (30% si tienen las cadenas laterales idénticas). Menor RC con cefalosporinas de 3ª generación.
    o Penicilinas-Carbapenémicos: los estudios más recientes la sitúan en torno al 1%.
    o Penicilinas-monobactámicos (aztreonam): no parece existir RC.
    o Entre cefaloporinas: la RC ocurre entre las que comparten cadenas laterales.

7. HIPERSENSIBILIDAD A ANTIINFLAMATORIOS NO ESTEROIDEOS

En la actualidad, los AINES son los fármacos más frecuentemente implicados en las RHS.
Tienen un mecanismo de acción similar: inhibición de la enzima ciclooxigenasa (COX 1).

7.1. MEDIADA POR UN MECANISMO NO INMUNITARIO

HS cruzada a AINES: conocida como reacción de **idiosincrasia o intolerancia a AINES**, está relacionada con la inhibición de la COX-1 y actualmente se considera una RHS tipo VII (respuesta celular directa e inflamatoria a sustancias químicas).
Una característica importante es la existencia de RC entre diferentes AINE con estructura química muy diferente pero que comparten el mecanismo de inhibición de la COX-1. La potencia de dicha inhibición se correlaciona con la mayor posibilidad de presentar una reacción y esta depende del grupo químico al que pertenece y de la dosis. Así, algunos ejemplos de interés:
- Salicilatos: ej AAS → es el AINE con mayor potencia en inhibir la COX-1.
- Oxicams: ej meloxicam → es preferentemente un inhibidor de la COX-2, pero puede inhibir parcialmente la COX-1, en especial a dosis elevadas.
- Paraaminofenoles: → paracetamol/acetaminofén es un inhibidor débil de la COX-1.
- Coxibes: celecoxib, etoricoxib → son inhibidores selectivos de la COX-2.

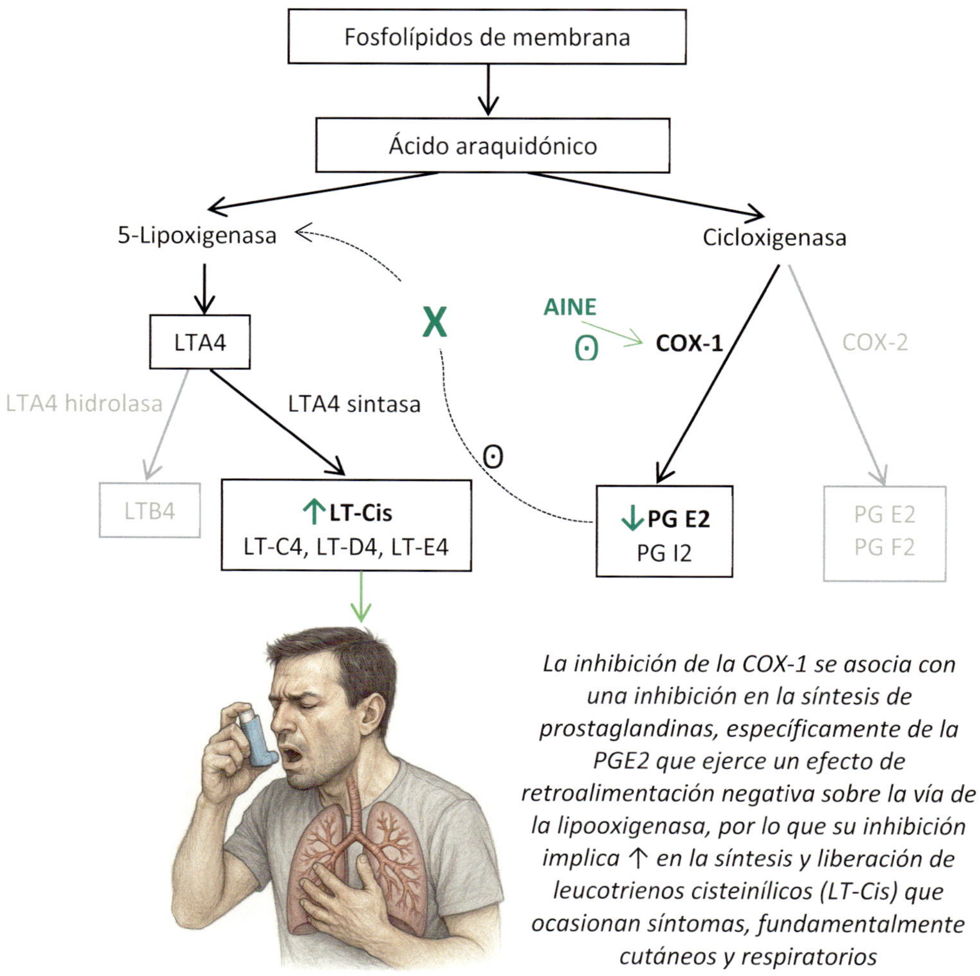

La inhibición de la COX-1 se asocia con una inhibición en la síntesis de prostaglandinas, específicamente de la PGE2 que ejerce un efecto de retroalimentación negativa sobre la vía de la lipooxigenasa, por lo que su inhibición implica ↑ en la síntesis y liberación de leucotrienos cisteinílicos (LT-Cis) que ocasionan síntomas, fundamentalmente cutáneos y respiratorios

Grupos:

Urticaria/angioedema inducido por AINE:

Esta es la RHS a AINES más frecuente y consiste en la aparición de un episodio de urticaria y/o AE en pacientes sin UC de base.

Enfermedad cutánea exacerbada por AINE:

Reactivación o exacerbación de un proceso de UC.

Puede afectar hasta el 30% de los pacientes con UC activa.

Enfermedad respiratoria exacerbada por AINE (EREA):

Síntomas de rinitis y/o broncoespasmo a los 30 min-3h de la administración de AINES inhibidores de COX-1.

Aparece con más frecuencia en pacientes con:

- Asma grave (20%).
- Sd de tríada ASA: asma + rinosinusitis crónica + poliposis nasosinusal + HS cruzada o intolerancia a AINES (40%).

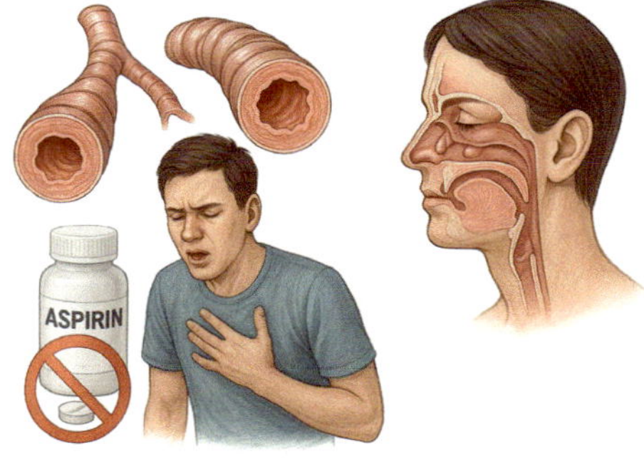

Sd de tríada ASA

Diagnóstico:

Las pruebas cutáneas y de laboratorio no son útiles para confirmar el diagnóstico (son negativas).

Requiere la confirmación de la reacción con 2 o más AINES de grupos químicamente diferentes, por historia clínica o por PEC preferentemente con AAS.

Manejo de casos confirmados:

Retirar AINES inhibidores de COX-1 y estudiar la tolerancia de AINES alternativos: inhibidores selectivos de COX-2 (coxibes) y débiles/parciales de COX-1 (paracetamol / meloxicam).

7.2. MEDIADA POR UN MECANISMO INMUNITARIO

Son RHS selectivas, limitadas a un único AINE o a aquellos estructuralmente similares.

Anafilaxia o urticaria/AE inducido por un único AINE

- 30% de las RHS a AINES, siendo las pirazolonas las más frecuentemente implicadas.
- El mecanismo suele deberse a una RHS tipo I (IgE mediada), dentro de la primera hora de la administración del AINE.

   Diagnóstico

- Las pruebas cutáneas en prick e intradermorreacción tienen poca utilidad, exceptuando en las pirazolonas.
- La determinación de IgE_e no es útil (no validada).
- La PEC con AAS puede ser necesaria (valorar riesgos) para confirmar el diagnóstico cuando las pruebas cutáneas no son positivas.

   Manejo

- Se prohibirá el grupo del AINE implicado.

RHS no inmediata inducida por AINE

- Suelen ser RHS tipo IV (mediadas por linfocitos T) que aparecen varias horas o días después de la administración del AINE.
- **Diagnóstico:** La lectura tardía de las pruebas intradérmicas, las pruebas epicutáneas y el fotoparche pueden ser de utilidad para confirmar el diagnóstico.
- **Manejo:** Se prohibirá el grupo del AINE implicado.

Tema 8 – ENFERMEDADES ALÉRGICAS POR INSECTOS, PARÁSITOS Y LÁTEX

1. ENFERMEDADES ALÉRGICAS POR PICADURAS DE INSECTOS: HIMENÓPTEROS

Los alérgenos principales se encuentra en:

DÍPTEROS (mosquito, tábano, mosca negra) y **PULGAS** → en la saliva.
LEPIDOPTEROS (procesionaria del pino …) → en los setae ("pelillos").

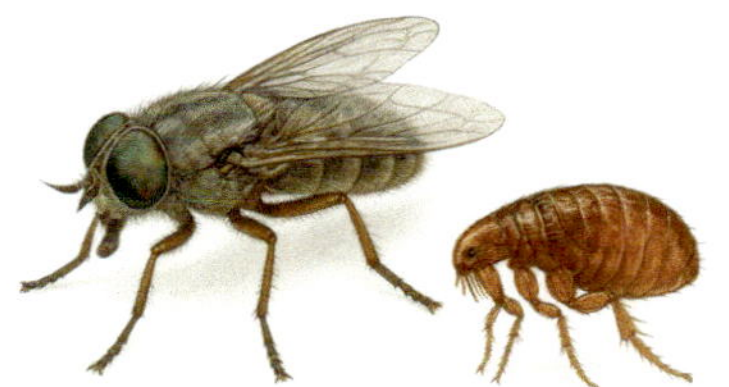

Tábano y pulga

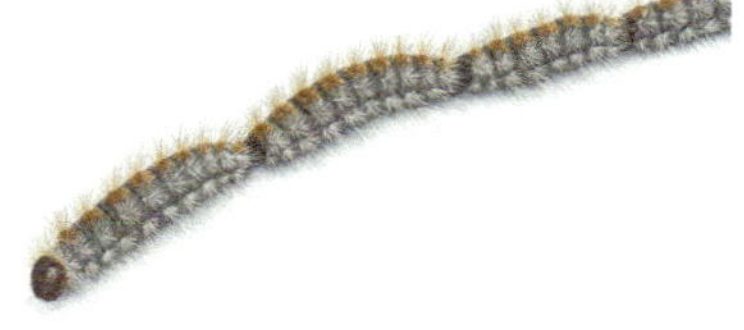

Larvas (orugas) de procesionaria del pino

HIMENÓPTEROS (abejas, abejorros, avispas, hormigas) → en el veneno.

Las especies de himenópteros más peligrosas son las que tienen un comportamiento social y forman colonias de cría atacando a las personas que se acercan a ellas.

En España las más relevantes como causa de alergia son:

1. **Abejas y abejorros:** la abeja de la miel (*Apis mellifera*) y de forma mucho más ocasional el abejorro común (*Bombus terrestris*, en trabajadores de invernaderos porque se emplean como insectos polinizadores).

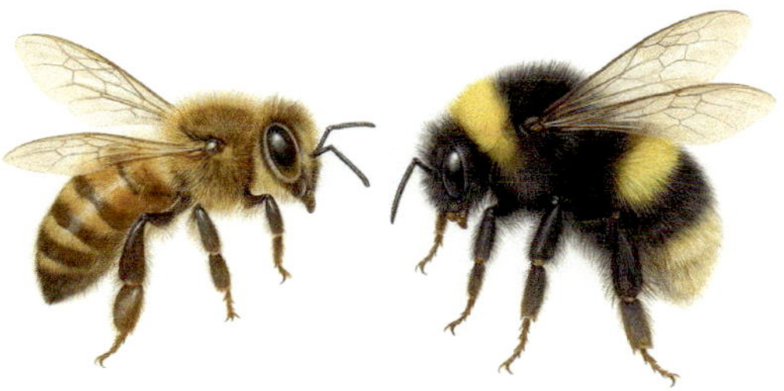

Apis mellifera   *Bombus terrestris*

2. **Avispas:** *Polistes dominula* (avispa más ampliamente distribuida en España), *Vespula germanica, Vespa cabro* (avispón europeo) *y Vespa velutina* (avispa asiática, actualmente primera causa de alergia al veneno de himenópteros en algunas zonas del norte de España).

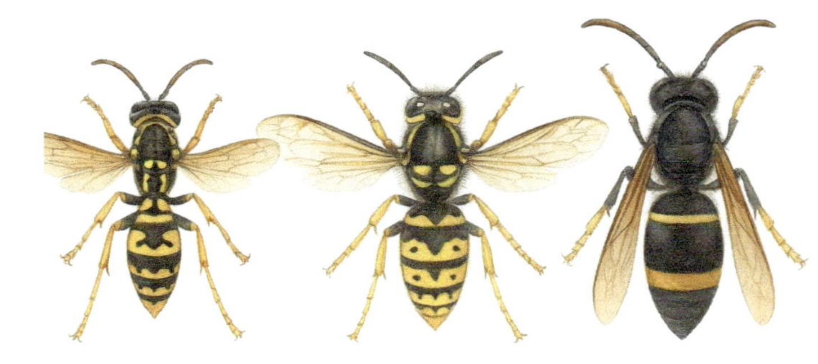

Polistes dominula   *Vespula germanica*   *Vespa velutina*

1.1. EPIDEMIOLOGÍA

En España la prevalencia de reacciones por picaduras por himenópteros se estima en:
- Reacción local extensa (RLE, > 10 cm de diámetro): 3-19 % de la población.
- Reacciones sistémicas (RS) graves: 2-3 % de la población rural.

Las RS representan 9-15 % de las anafilaxias y su importancia radica en su potencial gravedad.
- Incidencia de mortalidad: 0,08 por millón de habitantes y año.
- La primera causa de fallecimiento en pacientes alérgicos a veneno de himenópteros suele ser el shock.

Riesgo de nuevas RS:

Depende de dos hechos:
1. **Frecuencia de exposición:** el riesgo de reacciones desciende regularmente con el paso del tiempo, aunque no desaparece por completo, permaneciendo entre el 20-30%, incluso 10 años después de una RS.
2. **Tipo de reacción previa sufrida:**
   - Si fue una RLE: 5-10 %.
   - Si fue una RS leve: 15-30 %.
   - Si fue una RS grave: 79 %.

Factores que asocian mayor gravedad de la RS:

1. En relación al paciente: picadura de avispa, sexo masculino, edad > 40 años, mastocitosis y déficit de acetilhidrolasa responsable de la inactivación del PAF (factor de activación plaquetaria, mediador importante en la anafilaxia).
2. Con relación a picadura previa: intervalo rápido entre picadura e inicio de síntomas y ausencia de síntomas cutáneos.
3. Con relación al tratamiento: retardo en el uso de adrenalina y mantener al sujeto en bipedestación.

1.2. CLÍNICA

Las manifestaciones clínicas por picadura de himenópteros son muy variadas:
- **Reacciones locales** (más o menos extensas).
- **RS** (que comprenden los clásicos síntomas de la anafilaxia con mayor o menor gravedad y reacciones tóxicas).
- **Reacciones atípicas** (como la enfermedad del suero o la fiebre).

1.3. DIAGNÓSTICO DE ALERGIA AL VENENO DE HIMENÓPTEROS

Se basa en dos parámetros:
- Una **historia clínica** sugerente de una reacción alérgica tras la picadura de un himenóptero.

  Debe incluir todos los datos posibles para identificar al insecto: fotografías o el propio insecto muerto implicado, época del año, características del nido o colonia, si había alimentos cerca, si el aguijón quedó clavado en la piel (indicativo de que fue una abeja) ….

  Tiene importancia para precisar el diagnóstico y la inmunoterapia con veneno de himenópteros (ITVH).

  Ádemás, debe investigarse las características de la reacción, tiempo que ha pasado hasta la realización de las pruebas alérgicas, picaduras previas y que tipo de reacción le ocasionaron, exposición profesional (apicultura …), enfermedades asociadas.
- Demostrar la **sensibilización al veneno** implicado: IgE_e y/o pruebas cutáneas positivas frente al veneno del himenóptero sospechoso.

Además, debe solicitarse triptasa sérica por la posibilidad de una mastocitosis sistémica asociada.

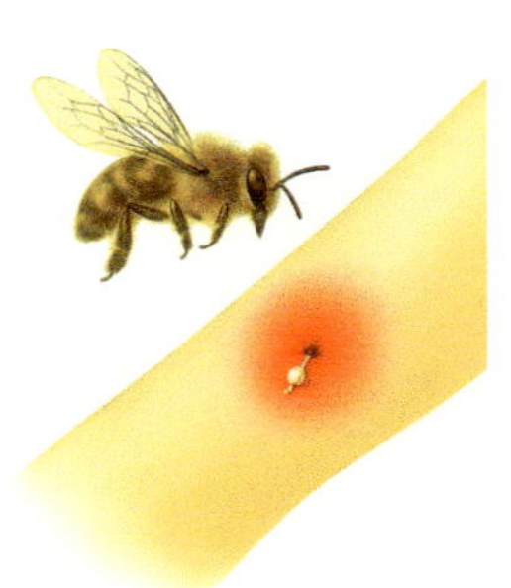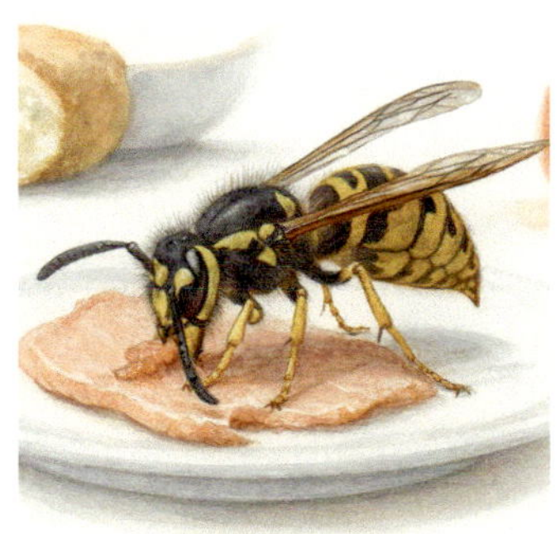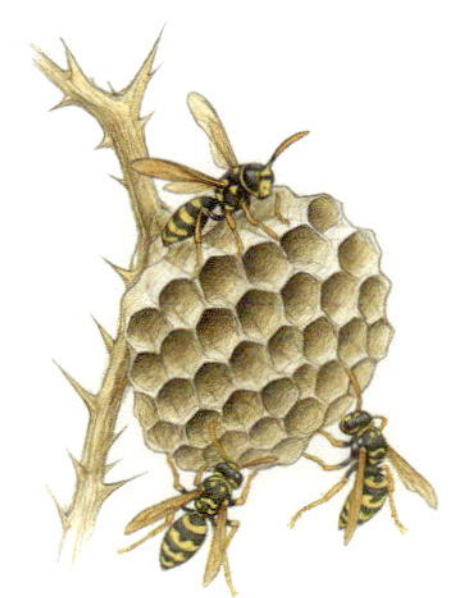

| *La presencia del aguijón clavado en la piel indica que la picadura fue de una abeja* | *Una avispa comiendo carne es más probable que sea una Vespula* | *Un nido como el de la imagen es diagnóstico de Polistes* |

1.3.1. Pruebas cutáneas (intraepidérmicas e intradérmicas)

- Prueba diagnóstica de mayor sensibilidad.
- Se recomienda dejar un intervalo de 4 semanas tras la picadura antes de iniciar el estudio, ya que existe un periodo de anergia en el que pueden darse falsos negativos.
- Hasta el 30% de los pacientes con RS presentan pruebas cutáneas negativas.

1.3.2. IgE$_e$

- Es una técnica menos sensible que las pruebas cutáneas.
- Es positiva en un 5-10% de los pacientes con pruebas cutáneas negativas.

Diagnóstico molecular:

- Permite alcanzar un diagnóstico más sensible y específico.
- Es útil en caso de estudios negativos y en caso de positividad con varios venenos para diferenciar entre sensibilización primaria a un veneno, cosensibilización o RC*, ayudando a elegir la ITVH adecuada.
  Así, son alérgenos genuinos de abeja (*Apis mellifera*): Api m 1, 3 y 10. La positividad para uno o más de ellos (junto a una clínica sugerente) es indicación de ITVH para veneno de abeja.

  *En casos de doble sensibilización a veneno de avispas de distinto género (*Polistes y Vespula*) el diagnóstico molecular puede ser insuficiente y el uso de **CAP inhibición** permite en algunos casos identificar el veneno sensibilizante. Es relevante una inhibición igual o mayor del 70%.

NO está indicado el estudio predictivo (con pruebas alérgicas a venenos) en pacientes con miedo a reacciones, o con familiares alérgicos, ya que es frecuente la positividad de pruebas cutáneas y/o IgE$_e$ en sangre en personas no alérgicas.

1.4. TRATAMIENTO ETIOLÓGICO: ITVH

- La ITVH probablemente es la forma de inmunoterapia más eficaz (77-84% de los pacientes tratados con veneno de abeja y 91-96% de los que reciben veneno de véspidos) y constituye el único tratamiento que puede prevenir nuevas RS en pacientes alérgicos al veneno.
- Para que esa eficacia se consiga, es básica la identificación del insecto responsable, la elección adecuada del extracto de veneno, así como mantener la ITVH en dosis y tiempo suficientes para lograr una protección mantenida. Se administra mediante la inyección subcutánea en la parte posterior del tercio medio del brazo.
- En España, hay disponible ITVH frente a *Apis mellifera, Polistes dominula, Vespula spp* y *Vespa velutina*.

- **Indicación de la ITVH:** pacientes de cualquier edad que hayan sufrido una RS (no solo con síntomas cutáneos generalizados) tras una picadura con evidencia de sensibilización mediada por IgE.
  Puede considerarse en pacientes con RS exclusivamente cutánea altamente expuestos (apicultores, profesiones al aire libre...) o con mala calidad de vida o en RLE que asocian mala calidad de vida.
  En el embarazo, la ITVH no debe iniciarse ni escalarse pero pueden continuar en dosis de mantenimiento si ya se la estaban administrando antes de la gestación.
  NO está recomendada la ITVH en pacientes que no han sufrido reacciones con picaduras (aunque tengan IgE$_e$ frente al veneno) ni en aquellos con reacciones inusuales o tóxicas.

Durante la administración de la ITVH hay dos fases: inicio y mantenimiento.

- **Fase de inicio:**

  Hasta alcanzar la dosis de 100 µg del veneno (equivalente a 2 picaduras de abejas o 2-3 de avispas). Si con esa dosis no están protegidos por haber presentado una nueva reacción o por riesgo de picaduras múltiples (como en apicultores), está indicado llegar a 200 µg. Dependiendo del tiempo de la fase de inicio, la inmunoterapia se denomina:
  - Convencional (de 3-4 meses).
  - Agrupada o cluster (de 2-4 semanas).
  - Rápida o rush (de 1-3 días).

  Cuanto más rápida sea la pauta antes se consigue la protección, aunque las pautas más rápidas asocian más RS.

- **Fase de mantenimiento:**

  El mantenimiento se realiza con intervalos mensuales el primer año, cada 6 semanas el segundo y cada 8 semanas del 3º al 5º año.
  Duración de la ITVH: Se recomienda 5 años. En los pacientes con mastocitosis, la ITVH debe mantenerse de forma indefinida.

La repicadura controlada con insecto vivo es la mejor prueba para evaluar la eficacia de la ITVH. Se realiza solo en algunos hospitales.

Educación del paciente:

Autoinyector de adrenalina:

Todo paciente con riesgo de anafilaxia debe ser adiestrado en el uso de un autoinyector de adrenalina (disponibles de 0,15; 0,30 y 0,50 mg).
Indicaciones:
1. Pacientes no vacunados que presenten RS no limitadas a la piel o con reacciones cutáneas generalizadas con alta exposición.
2. Pacientes que reciben ITVH en caso de protección incompleta.
3. Pacientes con SAMC clonales independientemente de si están recibiendo o no ITVH.

NO está indicado en las reacciones locales.

Medidas para disminuir el riesgo de nuevas picaduras de himenópteros:

- Evitar la cercanía de contenedores de basura, flores, frutas y los trabajos de jardinería sobre todo si tienen partes del cuerpo al descubierto.
- Evitar movimientos bruscos alrededor de insectos.
- Los vestidos con colores llamativos y los perfumes atraen a los insectos.
- No comer al aire libre.
- Mantener las ventanillas del coche cerradas.

2. ENFERMEDADES ALÉRGICAS POR PARÁSITOS: ANISAKIS SIMPLEX

Anisakis simplex es un parásito helminto (nematodo, orden Ascaridia) del tracto digestivo de los mamíferos marinos (ballenas, delfines ...). Su ciclo vital comprende 4 estadios larvarios con varios hospedadores intermediarios.

El porcentaje de parasitación en los pescados es elevado (superior al 80% en pescados como la merluza o la bacaladilla).

El hombre es un hospedador accidental al consumir pescados de mar o cefalópodos (pulpo, sepia, calamar) que tienen el parásito en su tercer estadio larvario (L3).

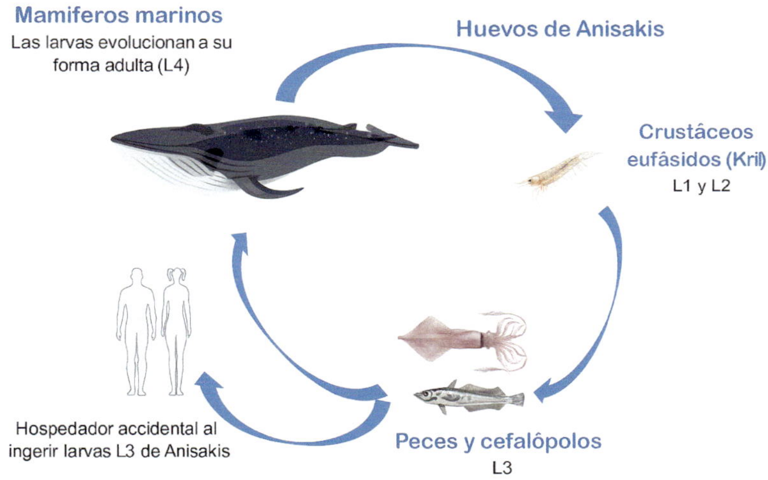

Ciclo biológico de Anisakis simplex

2.1. CLÍNICA Y DIAGNÓSTICO

El consumo de pescados o cefalópodos crudos o insuficientemente cocinados que contienen la larva viva (al anclarse la larva al tubo digestivo segrega proteínas que sensibilizan al individuo) puede ocasionar diferentes cuadros clínicos:

Anisakiasis o anisakiosis:

- Por infestación del tracto digestivo. Puede ocasionar síntomas digestivos como epigastralgia, náuseas, vómitos, simular apendicitis aguda, oclusión intestinal, las larvas pueden perforan la pared digestiva y emigrar.
- Para la confirmación se requiere endoscopia y pueden ser útiles técnicas radiológicas, pero normalmente no es necesaria ninguna prueba porque la resolución es espontánea en la mayoría de los casos.

Alergia (HS mediada por IgE):

- El diagnóstico se realiza ante una historia de urticaria/AE o anafilaxia tras la ingesta de pescado de mar o cefalópodos, descartando alergia a estos y con pruebas cutáneas / IgE_e positivas a *Anisakis simplex*.
- La pruebas cutáneas / IgE_e con *Anisakis simplex* tienen gran valor predictivo negativo y sensibilidad, aunque su positividad solo indica sensibilización al parásito por contacto previo, detectándose en un 25% de controles sanos.
- La IgE total se eleva durante la parasitación aguda.

Cuadros mixtos de clínica gastrointestinal y alérgica (anisakiosis gastro y/o enteroalérgica).

2.2. CONSEJOS PARA LA EVITACIÓN DEL ANISAKIS

No existe un tratamiento específico para la alergia a *Anisakis*.
Deben realizarse medidas preventivas:

- **Evitar el consumo de pescados crudos** (como boquerones en vinagre) **o poco cocinado** (incluyendo ahumados, marinados, escabechados, salazones, sushi, etc) y cefalópodos.
- **Congelación del pescado fresco:** a -20ºC y durante varios días. Se recomienda el pescado congelado en alta mar o ultracongelado, donde se eviscera precozmente y la posibilidad de la parasitación de la carne es menor.
- **Cocinado:** se necesitan temperaturas superiores a 60 grados durante más de 10 minutos (asado, frito, etc.). Es insuficiente cocinarlos a la plancha o en microondas.

3. ALERGIA AL LÁTEX

El látex que se utiliza en la actualidad procede de la planta *Hevea brasiliensis*.
Se utiliza en la manufactura de numerosos productos: guantes, globos, preservativos, catéteres …

3.1. GRUPOS DE RIESGO

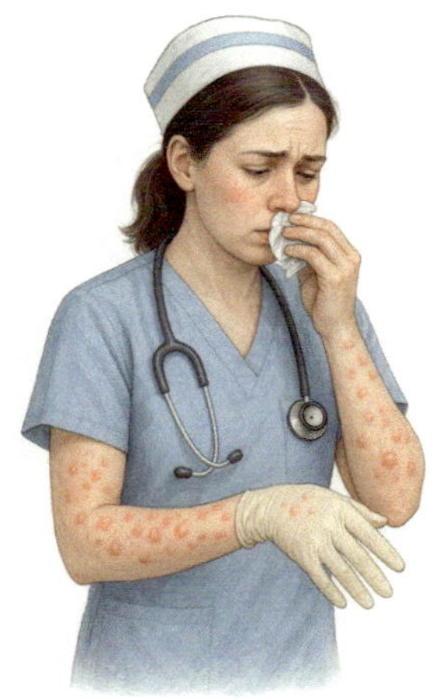

Trabajadores sanitarios: *las reacciones más frecuentes son las respiratorias. Los alérgenos implicados son Hev b5 y Hev b6*

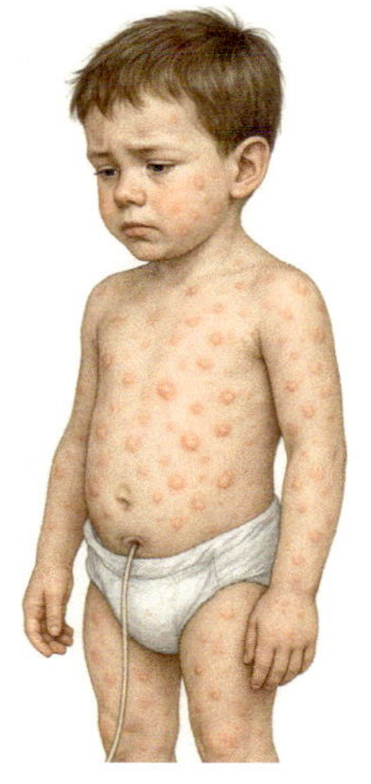

Multioperados y pacientes con espina bífida: *Las reacciones más frecuentes son la urticaria y el AE. El principal alérgeno implicado es Hev b1*

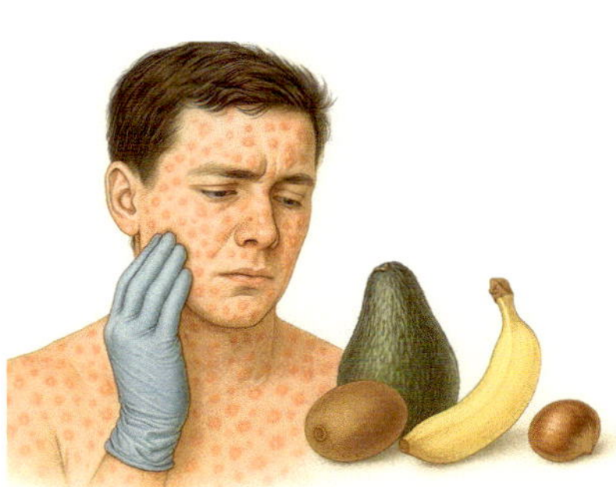

Alérgicos a frutas
Sd látex-frutas: el principal alérgeno responsable es Hev b 11 (quitinasa clase I)

Factores de riesgo individuales: atopia.

3.2. CLÍNICA

RHS tipo I

- Se produce por sensibilización a las proteínas del látex y varía en función de la vía de exposición (cutánea, mucosa, parenteral o inhalada) asociando más riesgo de reacciones graves cuando la exposición es por vía mucosa o parenteral.
- <u>Urticaria de contacto o AE</u> (al contacto con mucosas).
- <u>Rinitis y asma bronquial</u>: cuando el látex actúa como aeroalérgeno (ej en trabajadores sanitarios).
- <u>RS</u>: principalmente se trata de reacciones perioperatorias (el látex constituye la segunda causa de anafilaxia intraoperatoria después de los fármacos).
  Sd látex-frutas
  - Se produce por RC entre el látex y las frutas por proteínas homólogas presentes en ambos -principalmente quitinasas de clase I-.
  - La asociación más frecuente y significativa es con plátano, aguacate, castaña y kiwi. A todo paciente alérgico a látex se debe preguntar por la tolerancia de dichos alimentos.
  - La clínica puede ser local pero las RS (anafilaxia) son frecuentes.

Debe distinguirse la RHS tipo I (inmediata, por contacto o exposición a látex) de la DCA (RHS tipo IV) por aditivos de la goma (tiuram, carba, mercapto …).

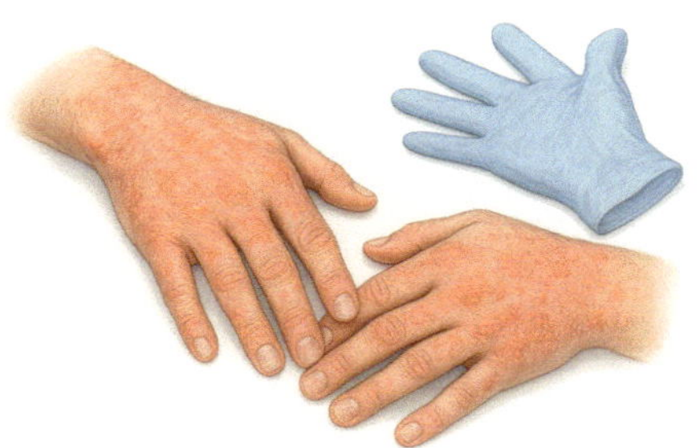

Dermatitis de contacto alérgica por guantes de goma: *dermatitis en las manos y muñecas 12-24 horas después de la exposición*

3.3. DIAGNÓSTICO

Historia clínica → Detectar pacientes con factores de riesgo

- Elevada exposición.
- Historia de reacciones con productos de látex.
- Antecedentes de anafilaxias intraoperatorias o durante exploraciones con guantes.
- Historia de reacciones con frutas.

Pruebas cutáneas

- Prueba intraepidérmica: es la prueba de elección para confirmar o descartar alergia al látex.
- En el sd látex-frutas el diagnóstico se confirma cuando ante una historia sugestiva, las pruebas intraepidérmicas son positivas con látex y con las frutas.

IgE$_e$

- Frente a extracto completo: menor utilidad que las pruebas cutáneas.
- Diagnóstico molecular: nos permite establecer distintos perfiles de sensibilización, así como aproximar una discriminación entre pacientes alérgicos y sensibilizados.

Pruebas epicutáneas

- En pacientes con clínica de DCA (para diagnosticar RHS tipo IV, generalmente por aditivos de la goma).

Pruebas de provocación (test de uso de guante, provocación bronquial)

- Indicaciones: cuando la historia clínica es sugerente y las pruebas complementarias son negativas; pacientes asintomáticos y sensibilizados a látex (suele ser por sensibilización a la profilina del látex -Hev b8- que no suele tener relevancia clínica).

3.4. ACTITUD TRAS EL DIAGNÓSTICO

- Evitar la exposición a látex: debe proporcionarse al paciente información de aquellos objetos que pueden contener látex.
- Usar alternativas al látex (neopreno, cloruro de polivinilo, silicona, poliuretano, guantes de nitrilo …)
- En el sd látex-frutas se recomendará la evitación estricta del látex y de los alimentos implicados. En pacientes con antecedentes de alergia a frutas asociadas, se recomienda realizar pruebas de alergia a látex antes de recibir anestesia general.
- La inmunoterapia específica a látex, reduce la sensibilidad clínica pero presenta una alta tasa de reacciones adversas por lo que habitualmente no se usa.

Práctica 1 – MÉTODOS DIAGNÓSTICOS EN LAS ENFERMEDADES ALÉRGICAS

1. TÉCNICAS "IN VIVO"

1.1. PRUEBAS CUTÁNEAS

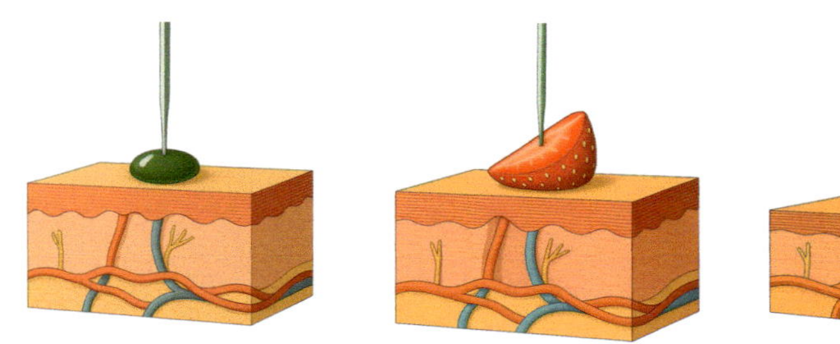

P. intraepidérmicas

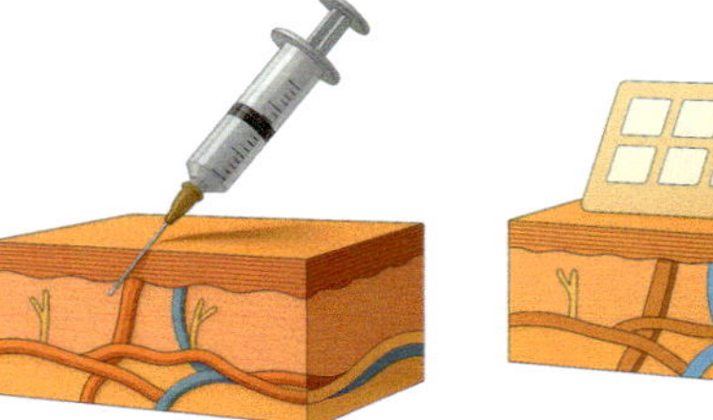

Prick by prick

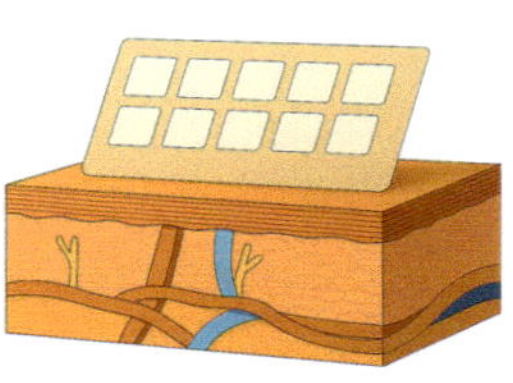

P. intradérmicas

P. epicutáneas

1.1.1. Pruebas intraepidérmicas (Prick test)

- Técnica de elección para el estudio de pacientes en los que se sospecha una enfermedad causada por una reacción mediada por IgE. Por su sencillez, seguridad, alta sensibilidad, bajo coste y la ventaja de disponer de una valoración inmediata.
- Detectan sensibilización pero no predicen su importancia clínica.
- Además del extracto alergénico, debe probarse un control negativo (suero fisiológico) y otro positivo (clorhidrato de histamina).
- Aunque la espalda es más reactiva, por comodidad se realizan en la superficie volar de los antebrazos.

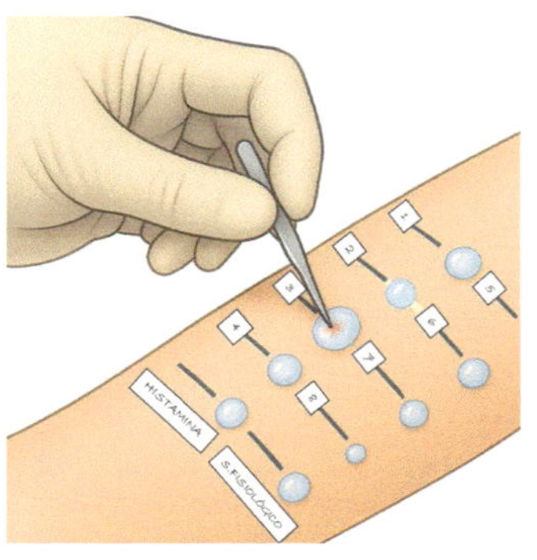

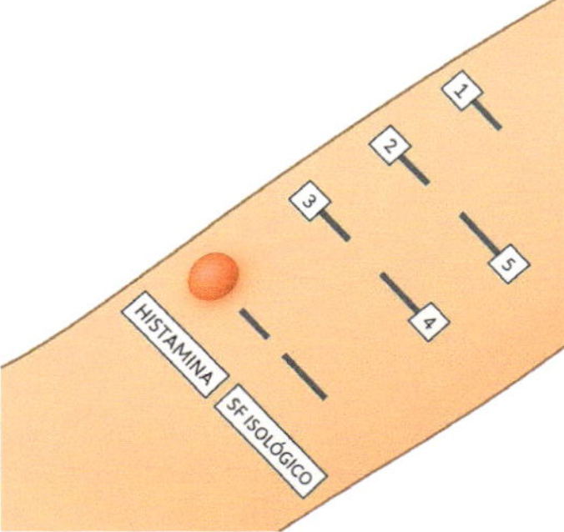

Negativa

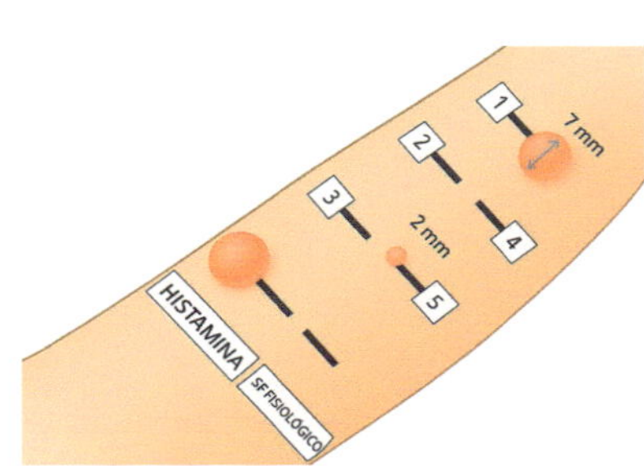

Positiva (con el extracto 1)

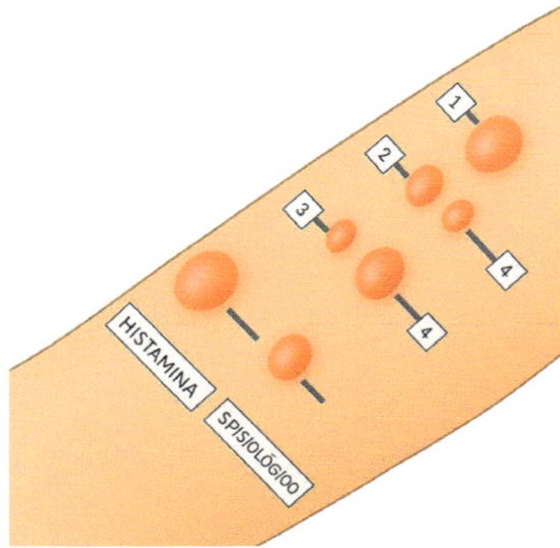

Falso positivo: Dermografismo

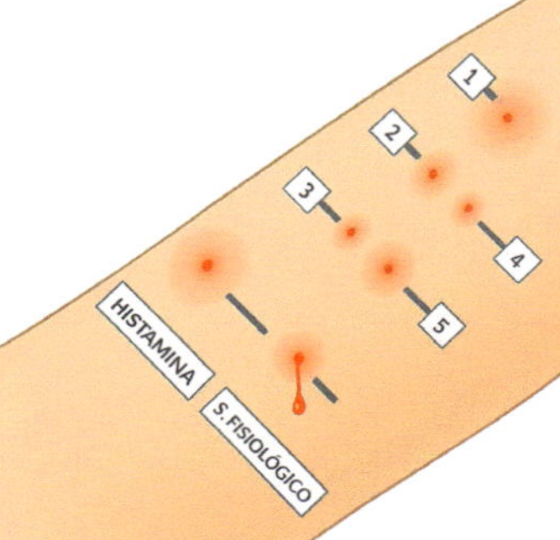

Falso positivo: dermografismo por mala técnica

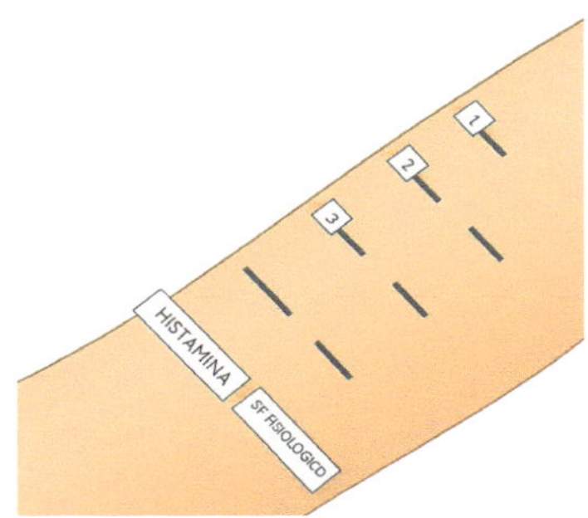

Falso negativo por toma de antihistamínicos

- Interpretación:
  - o Prueba positiva: si se obtiene un diámetro de pápula ≥ 3 mm que el control negativo.
  - o Falsos negativos: habitualmente por la toma de antihistamínicos que deben suspenderse 3-7 días antes.
  - o Falsos positivos: habitualmente por dermografismo preexistente.
- **Prick by prick o prick-prick** es una variante del prick, con la lanceta se punciona el alimento en fresco y luego la piel. Con algunos alérgenos alimentarios tienen mejor concordancia con las pruebas de exposición controlada que el prick.

1.1.2. Pruebas de intradermorreacción

- Se emplean cuando la prueba intraepidérmica es negativa, en el estudio de la alergia a medicamentos (en RHS tipo I y con lecturas retardadas también en RHS tipo IV) y veneno de himenópteros.
- Tienen más riesgo de reacciones adversas (incluso de anafilaxia con peligro vital).

1.1.3. Pruebas epicutáneas o en parche

- Indicación: diagnóstico de las RHS tipo IV.
- Se aplican en la parte superior de la espalda.
  Se realizan 2 lecturas: a las 48 horas para retirar los parches y a las 72-96 horas para hacer la lectura definitiva.
- **Fotoparche:** variante para estudiar reacciones fotoalérgicas. Los contactantes se aplican por duplicado y tras descubrirles a las 48 horas, uno de los lados se expone a irradiación UVA.
- Interpretación:

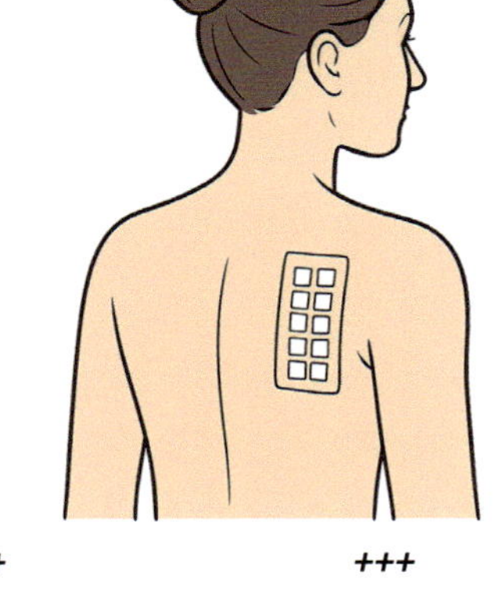

Irritativa	*? (dudosa)*	*+*	*++*	*+++*
Débil eritema	*Eritema, infiltración, pápulas*	*Eritema, infiltración, pápulas, vesículas*	*Eritema, infiltración, vesículas coalescentes*

En el fotoparche si el contactante solo sale positivo en el lado fotoexpuesto = dermatitis de contacto fotoalérgica; si sale positivo en ambos lados = dermatitis de contacto alérgica.
-Falsos positivos:
  - o Sd de espalda irritada: más común si existe dermatosis activa previa.
  - o Pruebas positivas en la 1ª lectura y negativas en la 2ª: respuesta irritatitiva.
-Falsos negativos: pueden aparecer por la administración de GC sistémicos.

1.2. PRUEBAS DE EXPOSICIÓN A AGENTES FÍSICOS

Técnicas de exposición utilizadas en el diagnóstico de urticarias físicas.

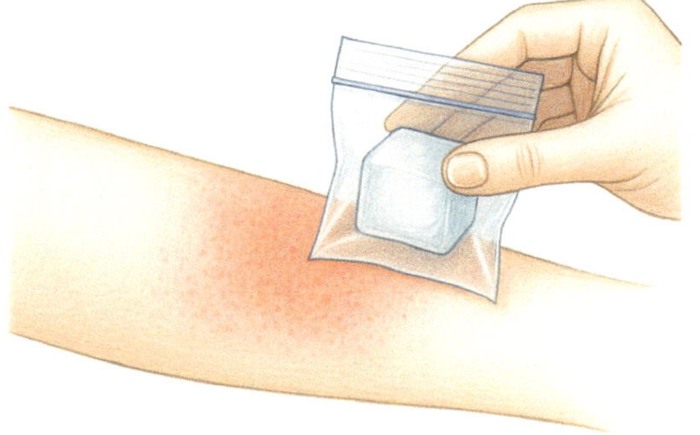

Prueba del cubito de hielo
indicada en el estudio de la urticaria por frío

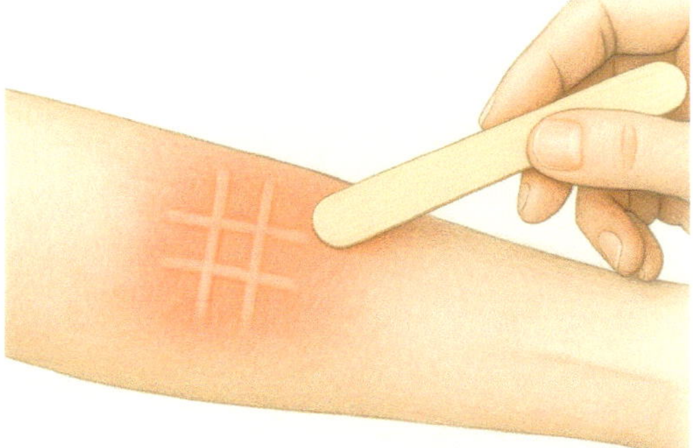

Dermografismo

1.3. PRUEBAS DE EXPOSICIÓN CONTROLADA O DE PROVOCACIÓN

- Son las pruebas de referencia para confirmar o excluir la HS a un agente causal sospechoso.
- La provocación puede ser oral, parenteral, conjuntival, bronquial, nasal o con repicadura del insecto.
- Son pruebas de riesgo (deben ser realizadas en medio hospitalario y de forma controlada) en las que antes de su realización debe valorarse la necesidad y posibles contraindicaciones según la gravedad de la reacción inicial, enfermedades de base, toma de betabloqueantes …

2. TÉCNICAS "IN VITRO"

TÉCNICAS "IN VITRO" PARA VALORAR RHS TIPO I (INMEDIATA)

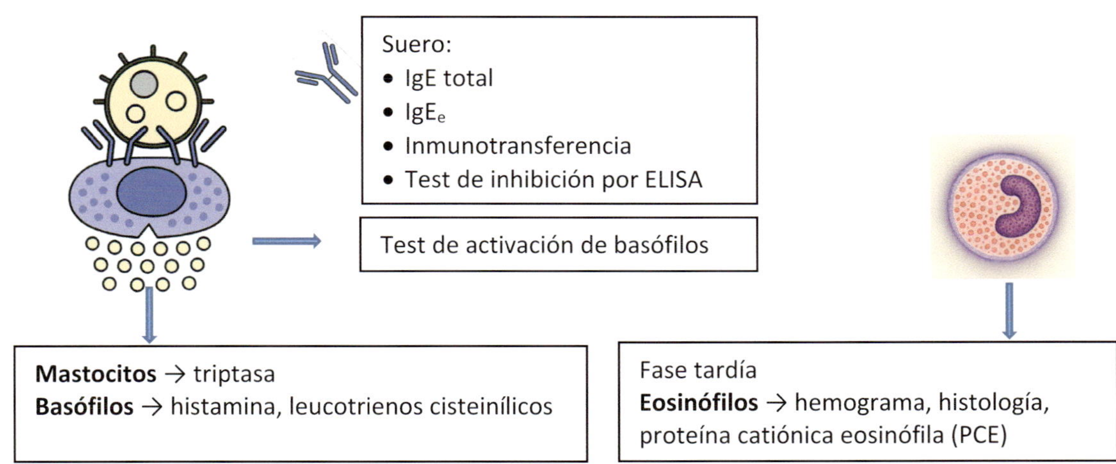

TÉCNICAS "IN VITRO" PARA VALORAR RHS TIPO III
Precipitinas /IgG$_e$ por ELISA:

Las precipitinas son AC IgG que forman inmunocomplejos con extractos de Ag ambientales. De utilidad en el diagnóstico etiológico de las neumonitis de hipersensibilidad.

TÉCNICAS "IN VITRO" PARA VALORAR RHS TIPO IV (TARDÍA)

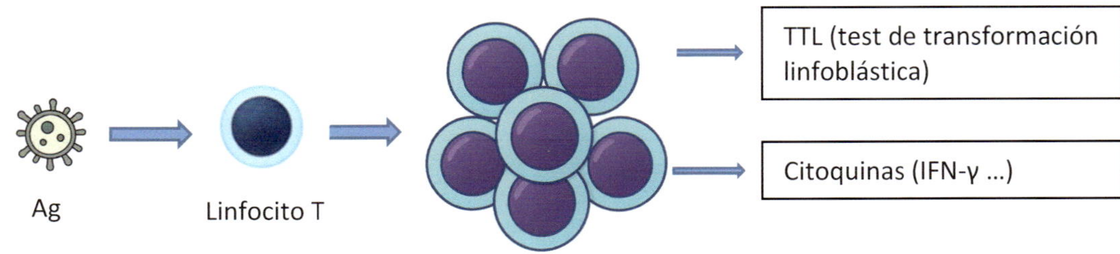

2.1. INMUNOGLOBULINA E TOTAL

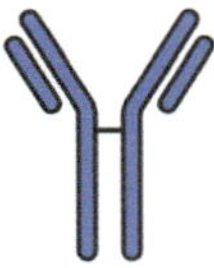

- Sus valores varían con la edad, sexo, hábito tabáquico/alcohol, raza:
  - Máxima a los 10-12 años.
  - Más elevada en varones, fumadores, consumo elevado de alcohol y raza negra.
- Las causas más frecuentes de IgE elevada en la práctica clínica son:
  - Atopia: asma, rinitis alérgica, dermatitis atópica y alergia alimentaria.
  - Infestación por helmintos: que puede asociar IgE por encima de 1.000 kU/L.
  - Ambas se pueden acompañar típicamente de eosinofilia.

- Por otro lado, una IgE total elevada, en un contexto clínico compatible, es un criterio diagnóstico de:
    o Aspergilosis broncopulmonar alérgica: IgE total >1.000 UI/mL (tema 4).
    o Sd hiper-IgE: IgE total >2.000 UI/mL (en pacientes con infecciones recurrentes cutáneas y de vías respiratorias inferiores, eccema crónico y eosinofilia).

2.2. IGE ESPECÍFICA

Cuantificación de IgE$_e$

Radioalergo absorción (RAST): es una técnica que usa radioisótopos, ya no se usa.

El fundamento de las técnicas actuales es similar al RAST: 1º la IgE sérica del paciente se une al alérgeno, 2º dicha IgE$_e$ es detectada por un segundo AC anti-IgE con una enzima que cataliza un producto final cuyo color o fluorescencia pueden evaluarse.

El umbral general para considerar la IgE$_e$ como positiva es ≥ 0.1-0.35 kU/L.

El material alergénico usado puede ser:

- Extracto completo de una fuente biológica. Ej. Polen de olivo.
- Componente alergénico purificado o recombinante. Ej. Ole e1 (primer alérgeno descubierto y principal del olivo) → **Diagnóstico por componentes o diagnóstico molecular**. Ayuda a:
    o Identificar los perfiles individuales de sensibilización IgE.
    o Identificar en pacientes polisensibilizados los alérgenos clínicamente relevantes: distinguiendo entre co-sensibilización (sensibilización genuina a diferentes alérgenos específicos) y RC.
    o Optimizar la indicación/composición de la ITA.
    o Identificar patrones de riesgo: Ej sensibilización a LTP.
- Mezclas de extractos completos y purificados en micromatrices que permiten la detección simultánea de IgE frente a múltiples extractos y alérgenos moleculares. Ej. ImmunoCAP ISAC® que determina 112 componentes.

Inmunotranseferencia (Immunoblotting) de proteínas

- Constituye la base de los análisis proteómicos, permite separar e identificar -por su masa molecular y punto isoeléctrico- los patrones de proteínas alergénicas de una fuente determinada.
- No está disponible en la mayoría de los hospitales. Se usa principalmente en investigación.

Test de inhibición por ELISA (o CAP-inhibition)

- Método de referencia para diferenciar entre doble sensibilización verdadera y RC en pacientes con IgE$_e$ positiva frente a venenos de diferentes avispas (típicamente *Vespula* y *Polistes*), cuando la historia clínica y las pruebas convencionales no permiten aclararlo.
- Consiste en evaluar la capacidad de un veneno para inhibir la unión de IgE$_e$ del paciente a otro veneno en una prueba in vitro. Se incuba el suero del paciente con un veneno (inhibidor) y luego se mide la IgE residual capaz de unirse a un segundo veneno inmovilizado en la placa ELISA. Si la IgE se inhibe significativamente (es relevante una inhibición ≥ 70%), indica que los AC reconocen epítopos compartidos (RC); si la inhibición es baja o nula, sugiere sensibilización independiente a ambos venenos (doble sensibilización verdadera).
- No está disponible en la mayoría de los hospitales.

2.3. EOSINÓFILOS

Son una de las principales células efectoras en la fase tardía de la inflamación alérgica.

Eosinofilia

>500 eosinófilos/mm3 en sangre periférica.

Etiología, incluye:

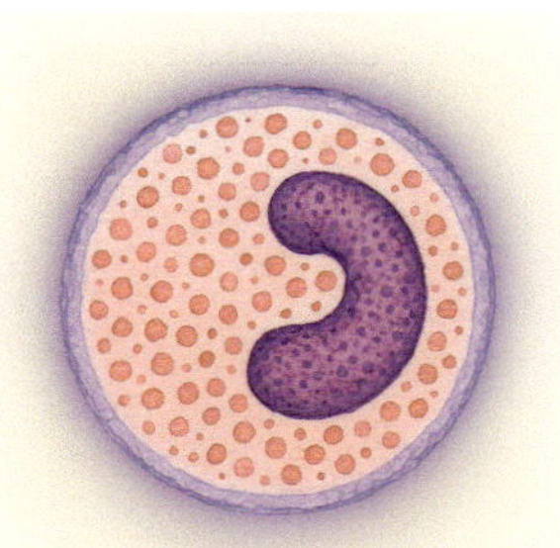

- Enfermedades alérgicas:
    - Respiratorias: rinoconjuntivitis alérgica, poliposis nasal, asma (≥ 150 eosinófilos/µL es un criterio para definir el fenotipo T2 del asma grave), bronquitis eosinofílica.
    - DA (especialmente en formas moderadas a graves).
    - Medicamentos: toxicodermias, sd de DRESS, eosinofilia pulmonar por fármacos.
- Parásitos: principalmente helmintos, eosinofilia más marcada si producen invasión tisular.

  En España, principalmente: *Ascaris lumbricoides*, *Strongyloides stercoralis*, *Toxocara canis*, *Trichinella spirallis*.

  Ascaris lumbricoides, durante el paso transpulmonar de las larvas puede provocar un sd de Loeffler (síntomas respiratorios leves, infiltrados pulmonares migratorios y transitorios y eosinofilia periférica).

  Otros más raros incluyen: *Fasciola hepatica* (investigar antecedente de ingesta de berros). *Echinoccocus granulosus* (causa de la hidatidosis, en la que la eosinofilia es poco común salvo que el quiste se complique o se rompa).

  Los oxiuros (*Enterobius*) no producen invasión tisular y rara vez asocian eosinofilia.
- Aspergilosis broncopulmonar alérgica y otras eosinofilias pulmonares.
- Enfermedades hematológicas: mastocitosis sistémica, linfoma de Hodgkin …
- Enfermedades gastrointestinales: Anisakiasis gastroalérgica, gastroenteritis eosinofílica …
- Otras: inmunodeficencias (sd hiperIgE, VIH …).

Historia clínica /exploración física:

- Enfermedades previas, viajes, dieta, toma de fármacos (los GC sistémicos los disminuyen).

Pruebas complementarias:

- Según datos de la historia valorar: pruebas alérgicas, IgE total, función hepática y renal, parásitos (serología / heces), triptasa, serología de VIH …

Eosinofilia tisular: ≥ 15 eosinófilos por campo de gran aumento es un criterio histológico en EEo.

Proteína catiónica del eosinófilo (PCE) sérica, en esputo o nasal: es un marcador de activación eosinofílica que puede elevarse en distintas enfermedades atópicas. Es útil como valoración complementaria en el asma.

2.4. MASTOCITOS

Es la principal célula efectora en las enfermedades alérgicas, fundamentalmente en las reacciones inmediatas.

Triptasa sérica:

- Se produce casi exclusivamente en los mastocitos.
- Es el principal marcador analítico actual de la anafilaxia (prueba más útil para su diagnóstico) y mastocitosis/SAMC.

2.5. BASÓFILOS

Junto con los mastocitos son las células efectoras de las reacciones inmediatas mediadas por IgE.

Test de activación de basófilos (TAB)

- Evalúa la activación funcional de los basófilos circulantes tras la exposición ex vivo a un alérgeno sospechoso, midiendo la expresión de marcadores de activación como CD63 o CD203c mediante citometría de flujo.

- El TAB refleja la reactividad clínica mediada por IgE, permitiendo diferenciar entre sensibilización y alergia clínicamente relevante, complementando las pruebas convencionales cuando no concluyentes.

- No está disponible en la mayoría de los hospitales.

2.6. LINFOCITOS T

Test de transformación linfoblástica (TTL)

- Es una técnica ex vivo utilizada para evaluar la inmunidad celular. Mide la capacidad de activación y proliferación de los linfocitos T específicos frente a un fármaco o Ag sospechoso.

- Indicaciones: evaluación de RHS tipo IV a fármacos y otros Ag, especialmente cuando las pruebas in vivo no son seguras (reacciones tardías graves por fármacos) o concluyentes.

- No está validada para la mayoría de fármacos ni disponible en la mayoría de los hospitales.